脊柱好才是真好!

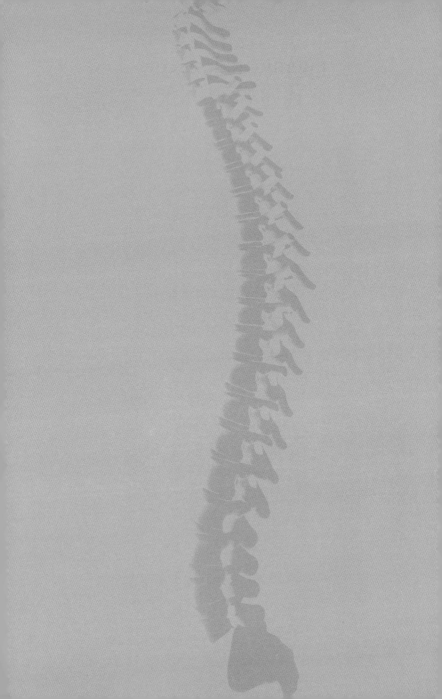

Essential Manual of
Healthy Spine

好脊柱
手册

主 编 范德辉

SPM
南方传媒 | 广东科技出版社
全国优秀出版社
· 广 州 ·

图书在版编目（CIP）数据

好脊柱手册 / 范德辉主编. —广州：广东科技出版社，
2023.12
ISBN 978-7-5359-8170-7

Ⅰ.①好…　Ⅱ.①范…　Ⅲ.①脊柱病—防治—手册
Ⅳ.①R681.5-62

中国国家版本馆CIP数据核字（2023）第184093号

好脊柱手册
HAO JIZHU SHOUCE

出 版 人：严奉强
策　　划：刘　耕
责任编辑：刘　耕　刘晋君
封面设计：彭　力
插　　图：徐晓琪
责任校对：李云柯
责任印制：彭海波
出版发行：广东科技出版社
　　　　　（广州市环市东路水荫路11号　邮政编码：510075）
销售热线：020-37607413
https://www.gdstp.com.cn
E-mail：gdkjbw@nfcb.com.cn
经　　销：广东新华发行集团股份有限公司
排　　版：创溢文化
印　　刷：广州市岭美文化科技有限公司
　　　　　（广州市荔湾区花地大道南海南工商贸易区A幢　邮编：510385）
规　　格：889 mm×1 194 mm　1/32　印张6.5　字数160千
版　　次：2023年12月第1版
　　　　　2023年12月第1次印刷
定　　价：68.00元

《好脊柱手册》编委会

主　编：范德辉

副主编：张炎明

编　委：范德辉　　张炎明　　苏美意　　唐　明

　　　　林　颖　　袁智先　　张振宁　　李明明

　　　　欧志文　　杨佳曼　　钟毅恒　　岳　挺

　　　　杨淑荃　　许建美　　梁满光　　李　婵

　　　　熊士元　　曾国青　　罗孟西　　陈敬伟

序言

　　我进入医学行业始于20世纪80年代，90年代时开始接触龙氏手法，有幸得到龙层花老师的谆谆教诲及其他老师、学长的悉心指导，我的知识结构、诊断思维和施治技术都有很大的提高，对治脊疗法的领会更加深刻、掌握更加深入，从此，我致力于脊柱相关疾病诊治，且小有所得。在这30多年里，我接诊了数以万计的患者。但一位好的脊柱病康复专科医生，哪怕一天从早到晚辛勤诊治，也只能医治数十人，而做一场有价值的科普，一次就可以惠及几千、几万人，甚至更广泛的人群。

　　每当我治好了一位患者，或是帮助患者明显减轻了痛苦时，我内心就会多一份快乐和成就感。但与此同时，我也不得不面对一个事实：找我看病的人越来越多了。一方面，这是患者对我医术的肯定；另一方面，也反映了越来越多人患上了脊柱相关疾病，这引起了我深深的思考。

脊柱相关疾病越来越普遍化、低龄化，这跟社会进步、信息技术高速发展但全民脊柱健康意识却没能跟上脚步不无关系。很多人去看病，是不求甚解的，只关注怎么解决出现的脊柱问题。但倘若患者知道了病因，并且及时采取相应措施，把疾病扼杀在"萌芽"状态，岂不美哉！可惜的是，很少人能做到。古人说："上工不治已病治未病，不治已乱治未乱，病已成而后药之，乱已成而后治之，譬犹渴而穿井，斗而铸锥，不亦晚乎？"现实的情况就是这样，很多人等疾病出现了，甚至严重了才去治疗，只能是悔之晚矣。

毋庸置疑，医学在进步，但针对脊柱健康及相关疾病的科普工作做得还远远不够。许多老百姓都反映，看病难。其中一个明显的难点，就在于医患双方的认知不在同一个层面上。患者不懂医，而不少医生的解释不接地气。患者对着一堆专业术语，看了半天也不明白是什么意思，医患沟通难，诊治效果当然也会大打折扣。因此，医学科普能做到"平民化"的话，效果就会立竿见影。其实这也是我近10年一直努力的方向：用通俗的言语去描述常见的脊柱相关疾病，让老百姓清楚地知道是什么、为什么、怎么办，然后通过简单的锻炼来防治，从而实现全民重视脊柱健康的大目标。

目前，有很多以各种目的为导向的科普内容，老百姓并没有足够的医学基础知识去分析其正误。比如针对治疗效果，很多人更喜欢听到偏方里所说的"百分之百包治包好""保证不复发""没有副作用"，等等，但这些显然是不可信的。作为医生，我想做的就是以科学依据为支撑，能够不偏不倚地正确传播科学知识和健康知识，让老百姓获益。

这也是我写这本书的初衷：让医学知识更接地气，让科普更加有趣，让医学更暖人心。这本书一共收集了100个跟脊柱相关的问题，它们都是我在临床上经常遇到的，很有代表性，同时也是老百姓所关心、迫切想要知道的知识点。我希望这本书可以起到抛砖引玉的作用，让大家清楚地了解常见的脊柱相关疾病是什么，怎么去防治，从而达到"治未病"的目的。

2023年11月

目 录

目录

三、胸椎篇

四、腰椎篇

五、骨盆篇

从脊柱的维度丈量健康的高度

一

脊柱总论

近年来，患颈痛腰痛的人越来越多了，究其原因，很多时候都是我们身上的"龙骨"——脊柱出了问题而导致的。脊柱是什么？它有啥功能？脊柱好与坏，对我们生活有多大影响呢？基于这一系列的问题，我们有必要来了解一下脊柱的相关知识。

脊柱位于我们人体的中轴线上。从正面看，脊柱像一根粗壮的直线；从侧面看，脊柱是一条前凸后翘的"S"形曲线。正是因为脊柱具有这样的形态，才可以很好地发挥承上启下的功能，连接我们的大脑与四肢，并使身体各个部分发挥功能。而脊柱的四个生理弯曲如同弹簧，能够在剧烈运动或者跳跃时，缓冲来自地面的震荡，防止大脑和脊髓的损伤。但是，如果我们脊柱的生理曲度发生改变了，就会出现一系列的症状，比如颈椎反弓容易出现颈部酸痛不适、头晕，腰椎曲度变直或反弓会导致腰背痛等。脊柱生理曲度的变化，目前看到的唯一"好处"，那就是身高发生改变了（所以成人后身高还会增长，有可能是脊柱的生理曲度变直了，但这种长高方式，我们并不推荐）。此外，脊柱的"底座装置"，我们称之为骨盆。骨盆可因为周围肌肉力量的不均衡，产生错位，压迫神经或导致力学结构紊乱，从而产生一系列症状。

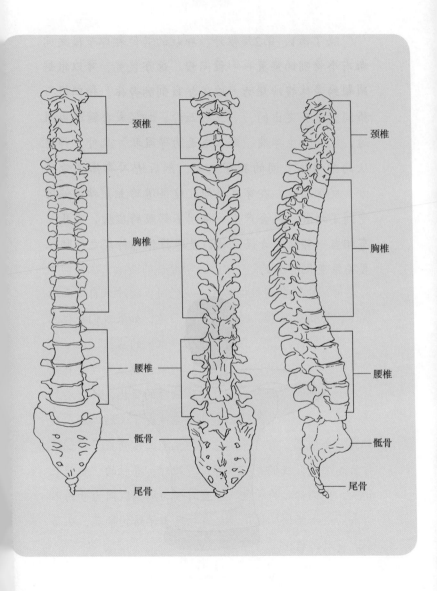

颈椎

胸椎

腰椎

骶骨

尾骨

颈椎

胸椎

腰椎

骶骨

尾骨

颈椎

胸椎

腰椎

骶骨

尾骨

　　除了第1、第2颈椎外，脊柱的其他相邻节段之间都有个特别的装置——椎间盘。这个装置，可以很好地帮助身体缓冲压力，以保护我们的身体。但同时，椎间盘是会突出的，一旦对血管、神经或脊髓造成压迫，就会产生疼痛、麻木或无力等症状。此外，神经从两个椎体之间的孔穿出来，然后进入身体其他地方，发挥功能。在穿过椎间孔这条道路上，神经倘若受到了刺激，也会产生一系列不舒服的症状。因此，有相当一部分的奇怪症状，是跟椎体与神经之间的位置关系变化有关的。

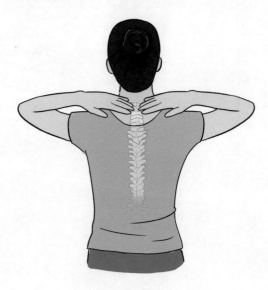

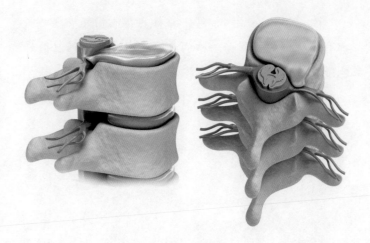

　　脊柱是身体的脊梁，是健康的支柱，内联五脏六腑，外接四肢百骸，是"人体的第二条生命线"。在正常情况下，我们可以依靠脊柱的功能，满足日常工作与生活的运动需求，也可以完成各种高难度动作。但是，这是有"限度"的。一旦超过了正常的界限，就可能会出现你意想不到的情况。

　　因此我们要多了解脊柱健康的相关知识，科学养护脊柱，为身体健康保驾护航。

赶走颈椎病，呵护颈椎从今天开始

二

颈椎篇

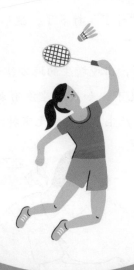

1 颈椎长骨刺，可以手术切除吗?

很多患者在X线片报告上看到"骨质增生"等字样，就会不知所措，这个问题有处理的办法吗？

骨质增生俗称为长骨刺，虽然听起来不像好东西，但其实是人体的一种自我保护机制。

当颈椎骨头或者小关节出现磨损时，身体为了保持颈椎的稳定，会像"打补丁"一样，自行修补磨损的地方。但是，因为修补的过程做不到十分的精准，于是一不小心"补丁"打多了，就形成了X线片上看到的"骨质增生"。

一般情况下，出现增生的地方，多是劳损明显的地方。这种情况下，如果增生没有刺激到周围的血管、神经，没有产生不适，则无需特殊处理。

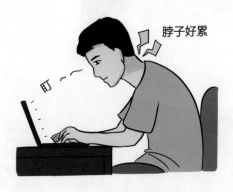

脖子好累

但对待骨质增生切不可掉以轻心！因为增生的出现，意味着这个区域平时劳累过度，耗损严重，提醒我们要着重注意休息。

当然如果骨刺长歪了，或太长，进而刺激到神经、血管而引起不适，就得咨询专科医师，有可能要手术处理呢！

但我们都知道，骨刺是身体自行缝缝补补打的"补丁"，如果只是简单地一"割"了之，那么只能治标，因为身体会为了维持稳定再次进行"修补"，很可能会重新长出骨刺，所以建议由专科医生根据具体情况来提出治疗方案。

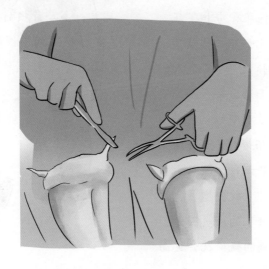

2 颈椎"长了"阻滞椎,严重吗?

别担心,阻滞椎只是一种先天性的骨头结构变异。正常的颈椎有7节,且每一节都是相互独立的,当2节或3节椎体融合成1节,就形成阻滞椎。阻滞椎的出现,是骨头的异常发育,并不是说你身体有严重的问题。

值得注意的是,有阻滞椎的人群患颈椎病的概率较普通人会更高一点。这是因为其他椎体分担了压力,比如在工作量不变的情况下,7个人一起干活,每个人的工作量刚刚好。但当变成五六个人干活时,分到每个人肩上的工作量就会增多,所以余下的成员因劳累生病的概率就会更高。

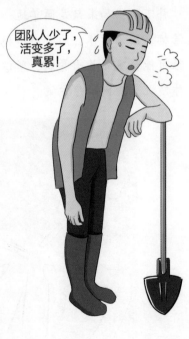

团队人少了,活变多了,真累!

3 颈椎为何会变直、反弓？能恢复正常吗？

正常情况下，颈椎具有中间凸向前，两端向后的生理曲度。从侧面看，颈椎就像一个弓，而颈椎后方的肌肉相当于弓的弦。颈椎的生理曲度，使得我们在进行跑步、跳跃、头顶重物等复杂活动时，可以最大程度地缓冲身体的压力，避免颈椎结构的损伤。

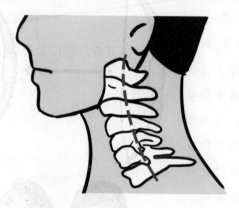

但是，现代人长时间地低头工作、看手机，同时又不注重进行颈椎向后伸展的锻炼。慢慢地，颈椎后面的弦不堪重负就松掉了，不能再将颈椎往后拉紧，所以颈椎的曲度就一点点地变直，甚至反着凸向后面了。

那还能恢复正常吗？

野马没有缰绳的牵制，就容易乱跑出去。同理，颈椎生理曲度变直、反弓，往往提示颈椎间盘退变及肌肉力量的不足。这种情况下，颈椎变直、反弓是可以恢复到正常的，但难度较大，需要患者进行正确的诊疗，积极锻炼，以及养成良好的生活习惯。

由专业医生诊断后，可以进行如正骨、牵引、针灸等治疗。此外，患者日常生活中尽量少低头，适当多做抬头的动作及颈部肌肉对抗训练等综合治疗。让"弦"变得有力量，才能维持住"弓"的形状，恢复正常的生理曲度。

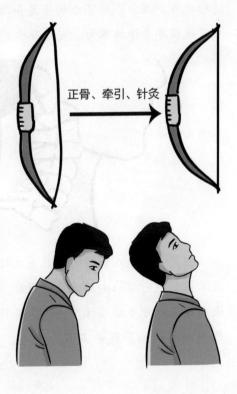

正骨、牵引、针灸

4 翻身突然头晕，会是颈椎病吗？

不一定。"头晕"听起来简单，但细究原因可与颈椎、心脏、颅脑等相关。翻身头晕，一般多见于颈椎问题或耳部问题。

（1）颈源性眩晕

椎动脉和颈椎相伴同行，如同一条藤蔓穿行于颈椎的孔隙之间，一路攀缘向上汇入大脑，为其运输养分。翻身动一动，本来这也没什么，可如果患有颈椎病，颈椎的正常位置恰巧偏移了一点，这样一动，原本自由的椎动脉就会牵连受压，使得大脑血供不足，造成头晕眼花。这种情况常伴有颈肩部疼痛不适，且在低头、转头等活动度增大时加重。

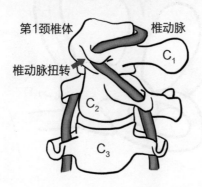

（2）耳石症

耳石症是头部运动到某一特定位置时，诱发的短暂眩晕，伴随眼球震颤，属于耳鼻喉科疾病。其导致的眩晕特点就像"晕床"，常出现在起床和躺下或转头时，多数持续时间在1分钟内。通俗来说，就是我们耳朵里的钙化颗粒脱落，这些小石头在内淋巴液中流动而致头晕，可通过手法复位治好。

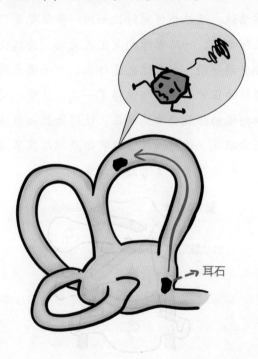

5 耳鸣、眼花、失眠也是颈椎病惹的祸?

先别着急。回想一下,你是否曾出现以下情况:

①平时经常低头工作,脖子僵硬,姿势稍微不对,耳朵就"嗡嗡嗡"响,吃药了也不见病情缓解,反而在活动颈部时会缓解。

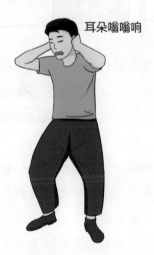

耳朵嗡嗡响

②明明没有近视、角膜炎、干眼症等,但总感觉眼睛有一层雾似的,看东西不是很清亮,滴缓解疲劳的眼药水也无济于事,眼部症状的加重或减轻常与颈部活动相关。

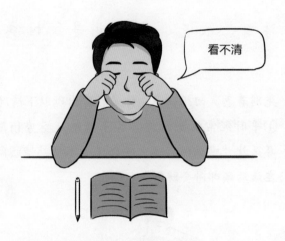

③曾经有过失眠的经历：睡前一杯牛奶、泡脚、运动、促进褪黑素分泌等坊间方法均尝试过，依然是彻夜难眠，使人身心俱疲。但试过颈椎的推拿、针灸后，反而当晚能睡着。

以上情况都提示，这些症状跟颈椎有着莫大的关系，医学上称为"交感神经型颈椎病"。这是颈部的交感神经受到刺激引起的。因为长期低头，颈椎周围的肌肉变得紧张，颈椎正常的位置也会发生改变。当错位的颈椎刺激到颈部的交感神经时，就会引起耳鸣，甚至还会有眼花、失眠等症状，往往还伴随着脖子僵硬、疼痛等不适症状。最有效的方法就是找脊柱专科医生诊治，往往会收到不错的效果。

6 头痛也跟颈椎病搭上了关系?

大街上或地铁里，放眼望去，低头族们随处可见，颈椎不堪重负，颈椎病也比比皆是。当我们低头时，一边是颈椎受力明显增加，颈椎间盘被挤压得连连后退，另一边头顶似有一双无形之手牵拉着颈肩肌肉来完成低头的动作，这导致颈椎后部肌肉因长期牵拉变得紧张，僵硬的肌肉就像一座大山，压迫到神经就引发了头痛。

这种颈源性头痛病患者应尽量避免长时间低头，宜定时活动颈椎，改正不良姿势，可以通过按摩、牵引、物理因子治疗等方式放松紧张肌肉，达到缓解头痛的效果。

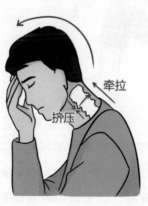

7 睡醒后容易手麻，是怎么回事？

睡醒后手发麻，一般有两种情况。一是睡姿不当引起。长时间侧睡压着手臂，手臂局部神经或血管受压后出现手麻，往往通过放松或活动手臂就可以缓解，平时注意调整睡姿就可以避免。二是颈椎病所致的手麻，往往还伴随颈部疼痛不适、活动受限等症状，是颈部神经受压迫出现的手麻。

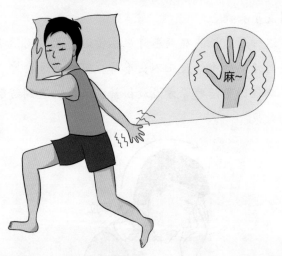

两者受压部位、病因均不同。第二种情况除了需要接受专科医生诊疗外，平时还要注意颈部防寒保暖，做颈部保健操，低头时间不宜过长等。

8 脖子一转血压就升高，这是怎么了？

脖子一转，血压就升高，这可能是颈椎病引起的呢！颈性高血压的特点是：血压波动与颈椎病症状同步！且多数情况会引起血压升高。这是因为颈部疾病这个恶魔一手"揪住"了颈交感神经，另一手"揪住"了椎动脉，人体的血管运动中枢可就"不高兴"了，它"愤怒"时兴奋性增高，使得血管紧张，从而引起血压增高来表示"抗议"。

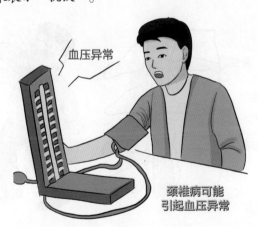

血压异常

颈椎病可能
引起血压异常

不用太过于担心，这种高血压往往是一过性的。高血压应寻求专业医生进行诊疗，如果明确诊断为颈性高血压，根除了颈椎病病因，高血压问题也将迎刃而解。

9 走路轻飘飘，要重视这种颈椎病！

走路像踩在棉花上一样，头重脚轻，走不稳。一开始只是偶尔发作，但逐渐加重，那就一定要重视，这很可能是"脊髓型颈椎病"！

当颈椎间盘突出压迫到脊髓时，身体会出现四肢麻木无力，走路如同踩在棉花上一般软绵绵的症状。这个病危害大、致残率高，一旦确诊，应尽早治疗。

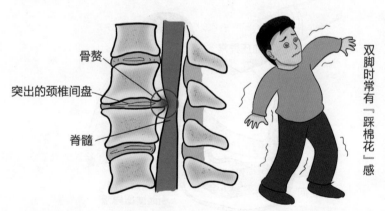

骨赘

突出的颈椎间盘

脊髓

双脚时常有「踩棉花」感

10　颈椎椎管狭窄能治好吗?

从保守治疗角度来看,治疗颈椎椎管狭窄无疑是难度最大的。这好比是,水管内壁生锈,导致内径变窄,从而出现水管水量不足。任凭你采取什么方法,若只能在水管外面处理,终究疗效不佳。

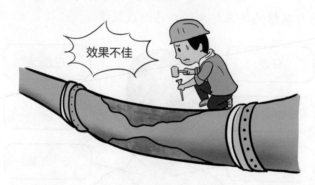

对于颈椎而言,导致椎管狭窄,常常是它们在作祟:
①骨质增生。
②韧带增厚。
③椎间盘突出。

骨头或韧带挤进椎管,导致脊髓或神经受压,这两种情况都比较复杂,往往需要手术治疗;而椎间盘突出,则可以通过保守治疗,使突出的部分被吸收,从而获得一定疗效。

11 颈椎病症状的一些"罕见客"

颈椎病的常见症状有四肢麻木、无力、走路时有"踩棉花"感、颈痛等，这些容易识别；但是，有些颈椎病的症状比较少见，比如牙痛、咽喉部异物感、心绞痛、呼吸困难、打嗝、听力下降等，这些常常不易与颈椎病联系起来，容易造成误诊。

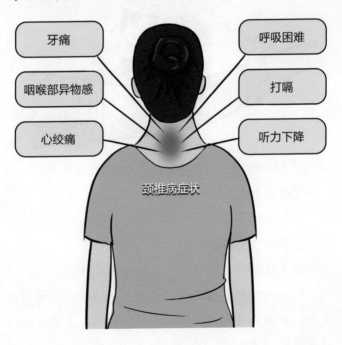

　　由于对颈椎病的认识不够全面，大多数人只有在出现脖子僵硬、肩膀疼痛等症状时才会想到颈椎病，甚至不少医生也会被颈椎病"狡猾"的症状蒙蔽。因为颈椎是连接大脑跟身体各处的"联络员"。颈椎一旦不正，压迫了神经，就会出现各种症状。如第3节或第4节颈椎错位，压迫神经，就会引起咽喉或口腔的不适感。大家应当特别警惕，除了需要熟悉典型的颈椎病症状外，也要了解一些不典型症状，以防被疾病钻了"空子"。

12 为什么刷牙后脖子痛会加重?

　　错误的刷牙姿势可诱发颈椎病,加重脖子痛。许多人为了避免水溅到身上,或者因为洗手台过低而习惯在低头状态下进行刷牙洗漱,并且会有意无意地快速转动脖子,这样的姿势,会导致颈椎关节错位,引起脖子疼痛不适。

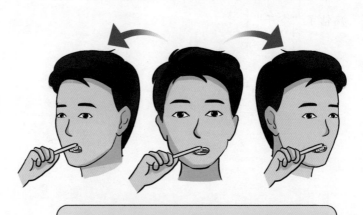

胡乱转动头部极易出现颈椎错位而出现疼痛症状

建议刷牙洗漱时，少低头、动手不动头、减少颈部快速转动。当然平时也要注意保持正确姿势并科学地锻炼颈部肌肉，才能更好地保护颈椎。

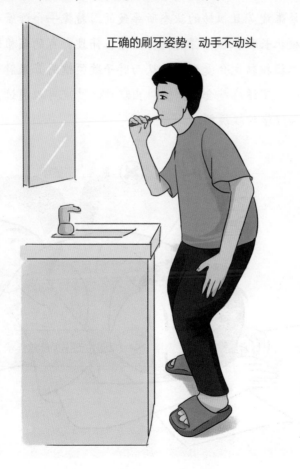

正确的刷牙姿势：动手不动头

13 趴睡后脖子痛，怎么回事？

趴睡后脖子痛，这种情况是由于颈椎长时间处于紧张疲劳且扭转的状态所导致的。就像一个弹簧一直被拉长和扭转，弹力就会变差，同理，人的颈椎过度牵拉扭转也会受到损伤从而脖子痛，这时如果脖子受凉，不适感就会更严重。出现这种情况可以通过热敷和轻轻按揉缓解。

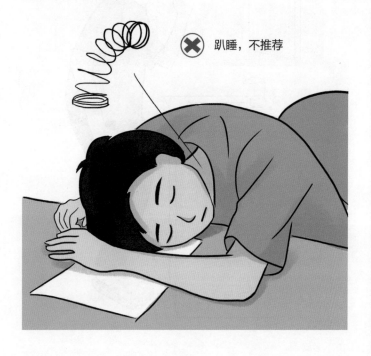

❌ 趴睡，不推荐

14　急刹车后脖子剧烈疼痛，是什么原因？

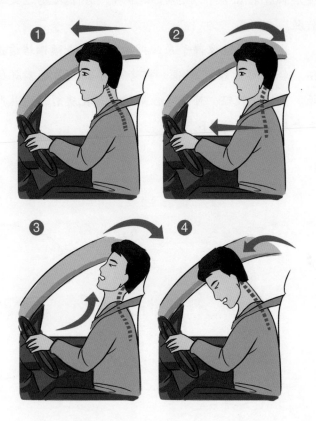

急刹车造成颈椎或颈部肌肉的损伤，称为"颈椎挥鞭伤"。顾名思义，就是脖子像鞭子一样被"挥出

去"而造成的损伤。急刹车时，人的脖子因为惯性，先向前屈，然后突然被安全带拉回，会向后造成过度后仰，撞击座椅，急性回弹后，脖子又急速变成前屈。

此时脖子就像鞭子来回挥动，易造成颈椎结构损伤。轻者可致颈部疼痛，重者则可出现骨折、脱位等。若症状较轻，可在急性期佩戴颈托缓解不适，严重者应尽早前往医院治疗。

15 低头时间长了，一下抬不起，怎么回事？

低头状态下，颈椎承受的重量大大增加。平视时，脖子只需要承受头的重量（约5千克），低头15°时，相当于增加5千克的重量，当低头30°时，相当于增加10千克重量，当低头60°时，相当于增加20千克。

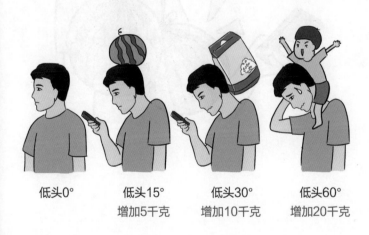

低头0°　　　低头15°　　　低头30°　　　低头60°

　　　　　　增加5千克　　增加10千克　　增加20千克

很多人低头看手机时脖子前倾30°左右，相当于脖子长时间挂着约10千克的重物，如此"负担重重"，损伤肯定逃不掉了，自然一下就抬不起头来。想想那感觉，你还敢这般低头吗？

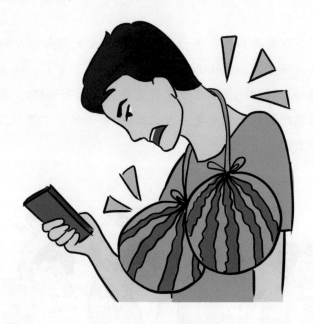

16 快速甩头后，会脖子痛，怎么回事？

我们的颈椎，就像自行车的链条，链条需要润滑、牢固并且卡在正确的位置上才能正常运行。如果自行车的链条生锈了，这个时候要先上点润滑油，再缓慢地转动链条，链条就会"重获新生"。反之，如果这个时候狠狠地蹬上一脚，要么链条会掉，要么链条会断开。

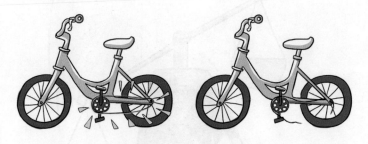

我们的脖子也一样，工作了一天，硬邦邦的，还快速甩头，有可能导致颈椎关节错位（掉链子），也有可能造成肌肉、韧带损伤（链条断裂），如此一来，就出现甩头后的脖子痛了。

17 颈椎有侧弯，可以反方向侧头纠正吗？

脖子出现了侧弯，不仅不好看，还会疼痛不适，但仅仅通过反方向侧头是没办法纠正颈椎侧弯的。天平两端重量一样大，天平才能保持平衡。同理，颈椎要"正"，就需要颈椎两边肌肉力量相等。

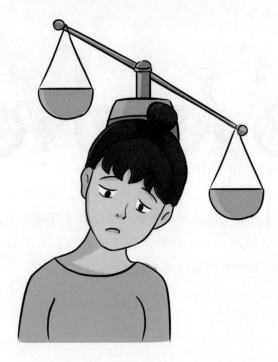

因此，改善颈椎侧弯，需要通过手法复位、姿势矫正、功能锻炼等手段综合治疗。先要找专业医生诊断，进行适当的治疗；随后进行功能性锻炼，强化偏弱一侧的肌肉力量；待侧弯改善后，保持良好的姿势，避免脖子继续侧弯。

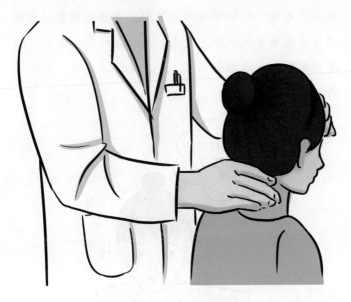

18 落枕了，居家如何快速简单处理？

一觉醒来脖子变得僵硬疼痛，轻轻转头便疼痛难忍，这多数是落枕惹的祸！落枕大多是睡眠姿势不良、颈背部受凉等原因造成的，颈后部、上背部会出现疼痛不适，同时伴有活动不利。有颈椎病等颈肩部筋伤史的患者更易反复发生。虽说落枕是小毛病，但是对工作和生活的影响可不小，试试这几招，方法简便，效果显著！

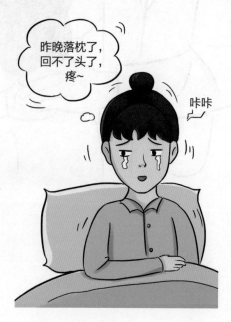

首先，限制颈部活动，这时可千万别主动拉伸紧张的肌肉。落枕时脖子正处于自我保护状态，避免因乱动而引起进一步损伤。接着，可以选用热水袋或热毛巾热敷并轻揉颈部，以松弛痉挛的肌肉，也可用红花油、活络油等擦揉痛处，起到舒筋止痛的作用。另外，还可以贴一些活血止痛类膏药。落枕起病快，病程短，多能在几天内痊愈，及时处理可缩短病程，尽早解除痛苦。

19 所有颈椎病都适合做牵引吗？自我牵引可行吗？

　　大部分颈椎病都适合做牵引。假如把我们的颈椎椎体看作铜钱，颈部周围的肌肉和韧带看作编织的红绳，两者的相互关系就像一把编织而成的铜钱剑一般，铜钱与铜钱相互交叠，红绳交互缠绕在铜钱之间。所以，颈椎牵引的作用可理解为通过把绳子和铜钱拉开，使原本偏歪的铜钱受红绳拉紧而回正。错位的颈椎椎体回正，可解除神经、血管及脊髓所受压迫，从而缓解颈椎病的相关症状。

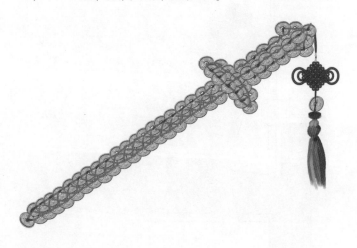

另外当患者进行颈椎牵引时，还可以用龙氏正骨手法进行手法复位，这样会大大加速颈椎病的康复。如果颈椎间盘突出，压迫脊髓明显或脊髓出现变性等情况，那就不能做牵引了，否则会造成更严重的损伤。因此，颈椎病是否适合牵引，最好由专业医师进行评估。

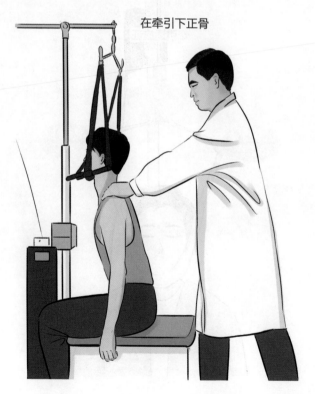

在牵引下正骨

脖子疼，可以在家进行自我颈椎牵引吗？

这恐怕不妥。因为引起脖子疼的原因纷繁复杂，需要专业的医生进行诊疗。比如肌肉急性损伤引起的疼痛，就不适合做颈椎牵引；而慢性、顽固性的颈椎病，才是颈椎牵引的适应证。

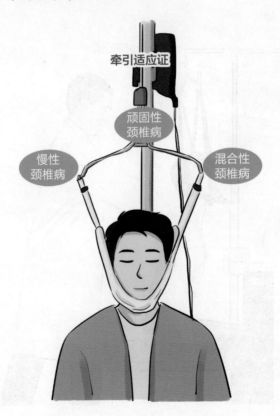

另外除了病情分析，颈椎牵引还非常强调技巧，牵引的角度、力度、时间等，往往需要专业医生把握各方面细节，一旦操作不当，则易引发二次损伤。所以，并不建议在家自行颈椎牵引。

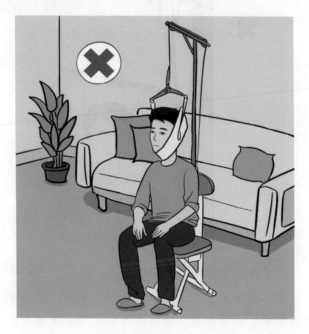

那平时可以自己进行牵引来预防颈椎病吗？"大树吊脖子"的方法科学吗？

不建议。有时在公园里可以看到有人通过"吊脖子"进行颈椎锻炼的情景，这种运动非常危险，稍有不慎可能会造成截瘫！这值得我们格外注意。以治病为目的的牵引要选择合适的牵引力，比如适合成年人的牵引力是12千克左右。

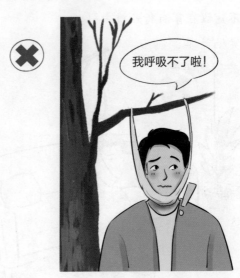

"吊脖子"表面上类似牵引，但其牵引力约等于整个身体的重量，远远超出了颈椎所能承受的正常牵引力，稍有不慎会损伤神经和脊髓，严重者会高位截瘫。况且颅底处血管数量多且迂曲，"吊脖子"容易挤压血管，造成脑部供血不足，甚至导致窒息。

20 颈椎病可以选择哪些运动项目?

经常有患者问,犯了颈椎病,能不能运动?能做什么样的运动?有什么禁忌证……

其实很简单,能不能做某件事,就看身体的反应。倘若你犯头晕,自然是一动也不能动,因为活动很可能让你头晕得更厉害。如果你去打羽毛球,马上或第二天便感觉脖子舒服了,说明你是适合从事那项运动的。简单来说,除了头晕外,很多人的颈椎病多是低头太多引起了,所以我们可以选择一些有仰头动作的运动,比如打羽毛球、放风筝、打篮球、游泳等。这里特别说明一下,打乒乓球会令头颈部往前探,所以颈椎不适者一般不推荐这项运动。

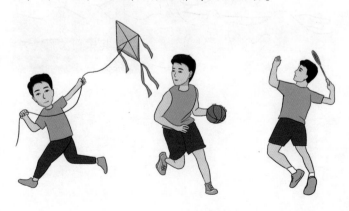

　　另外，对颈椎而言，游泳是一项非常好的防治颈椎病的运动。但当颈椎病急性发作时，则不建议游泳，因为颈部僵硬不适会增加溺水风险，这时候切忌进行游泳活动。但症状缓解后，就可以游泳了。在游泳过程中，人体处于漂浮状态，大大减轻颈椎负荷，游泳时需克服水的阻力，能够增强颈部肌肉力量，提升颈椎的稳定性，不停地抬头上仰，则可活动颈椎关节、恢复关节正常生理位置。但时间不宜太长，一般以半小时为宜。

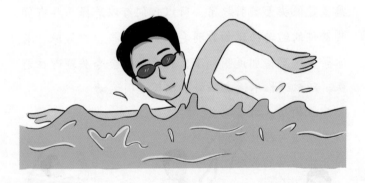

21 颈椎不稳该怎么锻炼呢？

我们的颈椎骨好比墙上的砖头，周围的肌肉、韧带就是水泥。颈椎不稳就像是砖头松动了，久坐不动再加上经常低头，会让我们的颈部肌肉日渐"消瘦"，脖子没劲儿，这时就需要我们把颈部肌肉练得强壮有力，让水泥稳定住砖头。

当出现颈椎不稳时，可以通过简单的颈部对抗练习，如抗衡功、米字操等锻炼，强化颈部肌肉力量。另外，颈椎不稳的患者不宜进行太过剧烈或头颈部动作幅度大的运动，如篮球、羽毛球等。

（1）抗衡功

抗衡功，顾名思义，就是用力抵抗的功法，所以这个功法对强化肌肉力量大有好处。训练方法：在颈椎正常活动的基础上给予对抗力。

①向前低头时，用双手掌抵住前额，用一定的力量向头后方用力推，即与低头方向相反对抗用力，力量由小到大再逐渐减小。

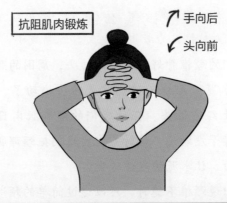

抗阻肌肉锻炼

手向后

头向前

① 双手十指交叉，置于额头处，与头部动作对抗

②向后仰头时，双手抱头枕部，向头前方用力，与仰头相对抗，力量由小到大再逐渐减小。

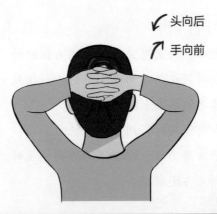

头向后

手向前

② 双手十指交叉，置于头后部，与头部动作对抗

③向左、向右侧头时，单手放在头部同侧，头与手反向用力对抗，力量由小到大再逐渐减小。

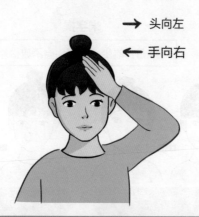

→ 头向左

← 手向右

③ 左、右手分别进行左、右侧阻力对抗

本法安全有效，适合绝大多数人群。同时在进行颈部肌肉功能锻炼时，应遵循循序渐进的原则，动作宜慢不宜快，动作尽量标准到位，最好先从初级的颈部抗衡功做起。经过一段时间的锻炼后，再配合米字操进行锻炼效果更好。

（2）米字操

米字操，就是练习时将下颌当作笔头，将颈部当作笔杆，反复书写"米"字。练习"米字操"，能够活动颈部，拉伸周围的肌肉，改善其紧绷、僵硬的状态，从而达到缓解疲劳的效果。

米字操

准备：端坐、颈部、肩膀放松

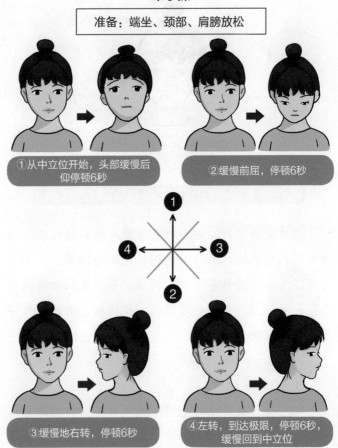

①从中立位开始，头部缓慢后仰停顿6秒

②缓慢前屈，停顿6秒

③缓慢地右转，停顿6秒

④左转，到达极限，停顿6秒，缓慢回到中立位

动作要点：做每个动作的过程中颈部肌肉要绷紧，尽量缓慢。适用于工作学习间隙，1～2小时可练习1次。

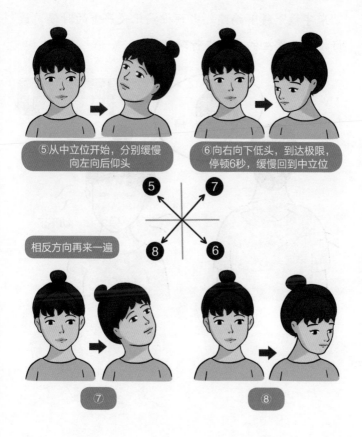

⑤从中立位开始，分别缓慢向左向后仰头

⑥向右向下低头，到达极限，停顿6秒，缓慢回到中立位

相反方向再来一遍

⑦

⑧

但"米"字操并不是万能颈椎操，想指望练几天"米"字操就彻底去除颈部酸痛，那就强"米"所难了。颈椎稍有不适或者轻症的颈型颈椎病，可以通过"米字操"缓解病痛。当颈椎病比较严重的时候，最好按专业医生的建议进行颈部锻炼。

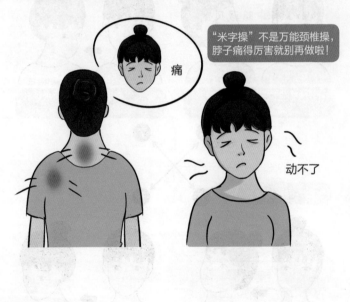

22 颈椎病，仰卧头后伸，探出床沿放松，好不好？

有些患者将头吊出床边，欲借助头部重量以纠正颈椎反弓或驼背的不良体态，表面看来似乎有点道理，其实当中暗藏风险。这和我们颈部精巧的结构相关。颈部是连接大脑跟躯干的枢纽，是连接上下的"桥梁"，其稳定性尤为重要。

头吊出床边时，毫无保护地悬在半空，会严重破坏颈椎的稳定性，易使颈部肌肉出现损伤。如果本身患有颈椎病，这无疑会加重颈椎病的症状，使康复之路更加艰难。

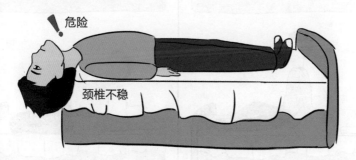

危险

颈椎不稳

23 颈椎病患者该如何正确起床?

很多人起床的瞬间,习惯脖子用劲、低头,颈、腰部同时发力。这个看似平常的动作,其实有害无益。尤其颈椎病患者容易因此出现头晕不适,原本患者的颈部肌肉就僵硬或无力,颈椎处于不稳状态,起床时瞬间发力,会给颈椎施加额外的压力,结构失稳加剧,进一步加重颈椎病症状。

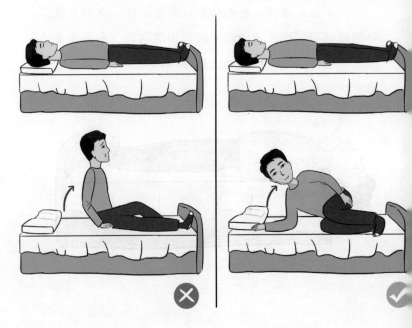

　　因此，我们起床时，宜慢不宜快，最好先从平躺到侧身，然后用手臂将身体撑起来，再坐在床边缘，最后站起来。千万不要用颈椎牵着身体起床，要懂得借用四肢的力量，以减轻颈椎负担。

24 颈椎病患者出现头晕，如何进行自我紧急处理？

颈椎病发作，突发头晕，天旋地转，第一时间是保持身体的稳定。在不加重头晕的前提下，找位置坐好或躺好，谨防跌倒受伤；并尽量不转头、不乱动，保持颈椎稳定，防止头晕加重。同时保持缓慢、均匀的呼吸，尽量让身体平静下来。当头晕症状稳定后，为稳妥起见，建议到医院做进一步诊疗。

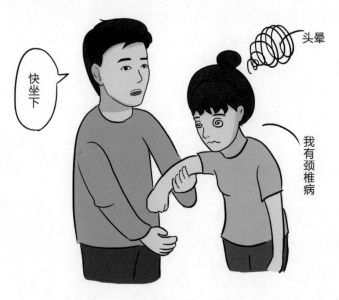

25　为什么古人强调睡觉时要"卧如弓"?

"卧如弓"是什么意思呢?"卧如弓"其实是指右侧卧、下肢屈曲的一种非常放松的睡姿。古人提倡睡觉时向右侧卧,是因为心脏在左边,而肝在右边,右侧卧容易入眠,且睡得踏实。

所以向右侧弓着身子睡觉就可以了吗?NO!我们要注意,弓不仅仅是弯曲的,其两端是直的!这就意味着我们侧卧时,颈椎应该处于"中立位",既不要低头也不要仰头。这样的睡姿既有助于保证睡眠质量,还不会伤颈椎。

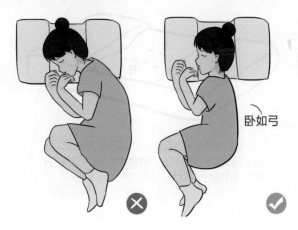

卧如弓

26 患有颈椎病，枕头及睡姿如何选择？

从龙氏治脊疗法角度看，颈椎病患者所使用的枕头是有一定要求的，简单来看，要做到以下3点：

①枕头的材质要有一定的支撑力，不能太硬或太软，且能长时间保持着相同的形状及高度。太硬的枕头，睡得不舒服；枕头太软，则支撑力不够，颈椎没办法得到很好的休息。

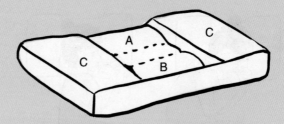

颈椎保健枕芯示意图

A、B区：仰卧区颈部位置，根据舒适度进行选择
C区：侧卧区，仰卧时左、右翻身头颈即可到侧卧区
注意：使用时，应尽量让肩膀抵住枕头长边

②仰卧跟侧卧需要的枕头高度是不一样的，所以枕头的形状是中间凹，上下两边凸。临床上，一般需要量出患者肩宽来确定枕头的高度，方便选择相应的尺寸。

③仰睡时，头枕在枕头的中间。从侧面看，头颈胸椎呈一条直线；侧卧时，头枕在枕头的一侧，从侧面看，头颈胸椎也是呈一条直线。

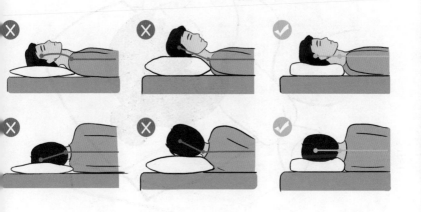

（1）颈椎病患者可以使用圆柱形枕头吗？

颈椎病患者是可以用圆柱形枕头的，但要注意用圆柱形枕头垫在颈椎时，头部还需要另外一个枕头来垫着，这样能有效地保护颈椎不受伤害。

　　圆柱形枕头是用来锻炼颈椎的，不能当作日常睡眠枕来用，要讲究使用时间，一般建议圆柱形枕头的使用时间为30分钟左右。

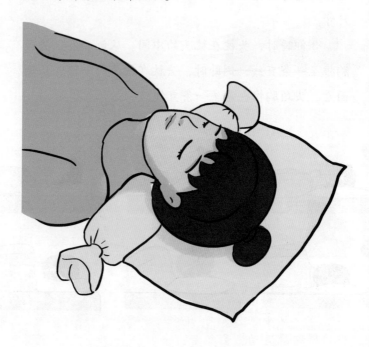

　　（2）患了颈椎病用哪个睡姿会好点呢？

　　患了颈椎病，颈椎比平时都要"敏感"及"脆弱"，所以睡姿一定要讲究。

头晕或手麻的患者，建议仰睡，并在腘窝下放个小枕头，因侧睡容易低头，从而引起颈椎不稳定，出现头晕或压迫神经造成手麻。

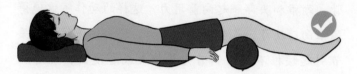

头痛或失眠的患者，建议侧睡，并在两腿之间夹个小枕头，从而获得更高的安全感有助于提升睡眠质量。

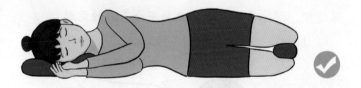

颈椎病患者要尽量避免趴着睡，因为长时间的俯卧睡姿对脖子健康极为不利。不仅如此，俯卧位睡姿妨碍胸廓运动，影响呼吸节律，既不健康，也不科学。

27 仰卧起坐能不能防治颈椎病?

不能。做仰卧起坐时,双手抱头,下颌紧贴胸骨,颈椎和头部一起向前用力。这样的动作不仅使得颈椎向后反弓,承受巨大的压力,还会因牵拉颈椎关节引起颈椎不稳。倘若力量稍大或速度快,还可能导致颈椎间盘突出,进一步压迫神经、血管等重要结构。这可就大大违背了锻炼的初衷。

因此,颈椎病患者并不适宜进行仰卧起坐这类锻炼。平时若想加强颈部锻炼防治颈椎病,可进行颈椎保健操、游泳、羽毛球等更为安全有效的运动。

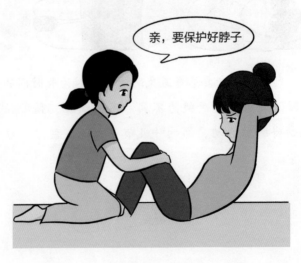

亲,要保护好脖子

28 颈椎病适合倒立吗?

　　不少白领一族，白天工作忙碌，精神高度紧张，以至于脖子酸痛不适，头脑发胀。就想着能否做个倒立，"把血灌回脑袋，让头脑重新振作起来"。乍一听，似乎很有道理，但细想，这当中存在一些不妥之处。

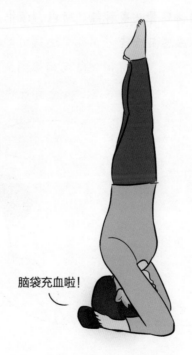

脑袋充血啦!

首先，人体有一套完善的血液循环系统，不会因为你倒立，血液就大量往脑袋涌。这种突然的操作，反而会让头脑更加不适。其次，白领一族，经过一整天的工作后，颈部疲惫不堪，力量不足，这时候倒立的话，颈部压力瞬间增大，容易引发颈部疼痛。最后，现代社会的颈椎病患者，颈部往往都比较脆弱，实在经不起这样折腾。贸然倒立，轻则颈部肌肉损伤，重则伤到骨头或神经。所以，颈椎病患者做运动，一定要三思而后行。

29 "富贵包"可以消掉吗?

"富贵包"是什么呢,我们先要弄清楚这个问题,可千万别盲目地做治疗。

"富贵包"是上背部隆起的一个包,它是长时间慢慢形成的,并非突然出现。由于长期不良姿势如伏案工作、低头看手机或睡觉枕头过高等导致颈胸部受压,使得椎体逐渐向后突起来,久而久之,脂肪或其他软组织找到了"归宿"一起"抱团取暖",这样就形成了一个"包"。

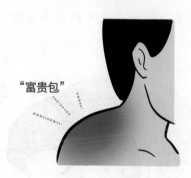

"富贵包"

要想"富贵包"消失,得先把错位的椎体纠正,然后把增生的软组织"去掉"。但这两点都是较难实现的,因此,这个包是很难消下去的。但是我们也别灰心,通过适当的治疗,加上有效的锻炼如打羽毛球、靠墙锻炼等,是可以让这个包显得小一点的。

30 扭动脖子容易出现响声，怎么回事？

这响声一般有两个来源，一是颈椎关节发出的响声，二是软组织发出的响声。

首先，我们要明确响声是"咔咔"响还是"沙沙"响？如果响声清脆类似"咔咔"，且响完一次就不会再响的话，为生理性响声，这个不需要治疗。如果响声类似"沙沙"响，还伴有颈椎活动障碍、疼痛等不适感，并且可以响多次时，这时就需要治疗了。

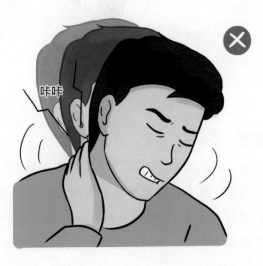

有些小伙伴对扭动脖子乐此不疲，闲着没事儿就自己扭几下，并认为扭动时发出"咔咔"的响声是松动筋骨，这其实是错误的习惯！因为过度频繁扭动脖子，会导致颈椎之间的关节韧带松弛，容易出现颈椎失稳，诱发其他颈椎疾患。正确的做法是日常注重正常姿势的养成和加强颈部肌肉的锻炼。

31 颈椎病为什么会反复发作？

首先，颈椎是人体比较特殊的结构，上接头颅，下连躯体，相当于一座沟通的桥梁。当桥梁上通过的车辆过多时，桥梁就容易损坏。颈椎承担了日常生活中大量的"工作"，日积月累，就很容易因为损伤而出现"罢工"。

其次，部分患者日常缺少颈部锻炼，颈部肌肉力量不足，导致"桥梁"保养不足，进一步加重损害。

最后，平时没有纠正颈部错误姿势，那"桥梁"就一直处于岌岌可危的状态。所以，颈椎病才会反反复复，难以根治。

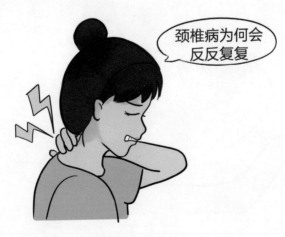

脖子细的人，是不是更容易患颈椎病？

要想不得颈椎病，颈椎得有良好的稳定性，这需要强有力的颈部肌肉来支撑。虽然，纤细的"天鹅颈"好看又优雅，但这也意味着颈部肌肉很薄弱，更容易疲劳受损，从而较难维持住颈椎的正常生理结构。打个比方，细小的橡皮筋约束力较小，而粗壮的橡皮筋则韧性十足。所以脖子细的人更易患颈椎病。

有一种"天鹅颈"是后天形成的，通常是颈椎曲度消失的僵直状态。长期久坐伏案、低头看手机、睡觉经常枕高枕头等，这些不良姿势和生活习惯，会导致我们颈椎变直甚至反弓，让颈椎的活动度下降，产生疼痛不适，并刺激神经和血管，引起头痛、眩晕等症状。

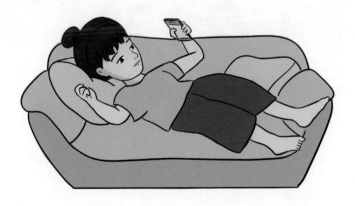

32 颈椎间盘突出一定要手术治疗吗?

很多颈椎间盘突出患者都害怕自己需要手术治疗。其实不用紧张! 颈椎间盘突出, 不一定要做手术。

椎间盘就像一块夹心巧克力, 有较硬的巧克力外壳 (纤维环) 和有弹性的夹心果酱 (髓核)。椎间盘突出, 就如夹心果酱挤破外壳, 往外流出来了。流出的 "夹心果酱", 会刺激脊髓、血管及周围的神经, 出现疼痛、上肢麻木等症状。

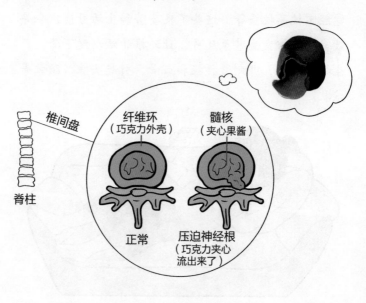

椎间盘

脊柱

纤维环
(巧克力外壳)

髓核
(夹心果酱)

正常

压迫神经根
(巧克力夹心流出来了)

那么，突出的椎间盘，我们通过手术治疗把它塞回去不就好啦？

NO！手术不是把椎间盘塞回去，而是把有问题的椎间盘取出来！另外，如果不做手术，通过保守治疗，突出的椎间盘也是可以慢慢吸收的，可以缓解症状，甚至是治愈。少数明确脊髓压迫或保守治疗无效的患者才需要采用手术治疗。

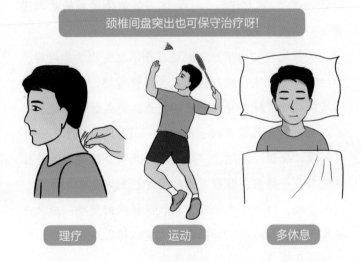

颈椎间盘突出也可保守治疗呀！

理疗　　　　运动　　　　多休息

33 颈椎病手术成功就可以无后顾之忧吗?

颈椎做了手术,是不是意味着所有问题都解决了呢? 答案是否定的。

颈椎病、颈椎间盘突出、颈椎不稳从医学角度来说,都是"退行性疾病",也叫"退变"。说白了,就是"老了+累坏了",手术不可能解决疾病的基本因素——"衰老+劳累"。

颈椎间盘突出很严重,通过手术把突出物拿掉后,神经没有了压迫,相应症状是会很快缓解,但过一段时间后,相邻节段可能又会重新突出,变成新的问题。

国外将脊柱退变的手术称为"买时间的手术"——买一段"安稳"时间,"坏了"再来买。这是因为脊柱退变只是个结果,背后失衡的力学机制才是根本原因。总而言之,即便手术治疗,自我保护依旧重要: 应注意姿势正确、勤活动、加强肌肉力量锻炼。这种自我保护应该终生坚持,不能临时抱佛脚。

34 患了颈椎病，要不要戴颈托？

颈椎不好，给脖子戴上颈托，好比穿上盔甲工作、生活，岂不是万无一失？

其实不是，颈托只能在颈椎病发作的急性期或颈椎术后等少数情况下佩戴，起"临时固定"作用。大多数人并不需要佩戴颈托！

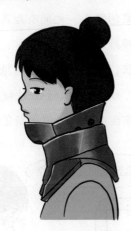

因为强壮的颈部肌肉是保持颈椎健康最关键的因素！而我们人体的肌肉，用进废退，一旦长时间穿戴盔甲，它们就慢慢变得倦怠乏力，不再"努力工作"，犹如一朵柔软无力的温室娇花！如此一来，颈椎病可能会变得更加严重！

35 明明检查报告上说颈椎间盘突出不严重，为何颈椎却那么不舒服？

其实颈椎间盘突出跟症状之间没有必然的关系，它们之间产生关联还需要相应的条件。如果颈椎间盘突出了，压迫到神经，就会产生相应的症状；但如果突出物跟神经根没有接触，那就不一定会产生症状了。好比街上两个迎面而来的路人，之间有距离，那就不会发生身体碰撞。如果颈椎间盘突出不严重，但却出现了明显的颈部不适的症状，那导致这些问题很可能是另有原因的，如肌肉损伤、颈椎椎体错位影响了颈部生物力学等。这就需要临床医生来进一步诊断了。

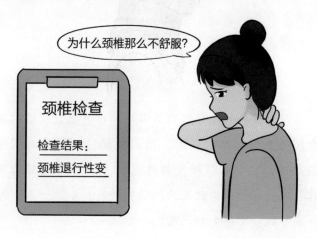

36 颈椎病防治小秘诀

近年来颈椎病呈现普遍化、低龄化的趋势，普通百姓对颈椎病的认知程度不高，那有没有一些简单的颈椎病防治小秘诀，尽量阻止大众走向颈椎病的道路，或者走得慢一点，痛苦程度轻一点呢？这里推荐3个简单的小技巧，分为一动两静。"一动"就是要鼓励大家适当多做抬头动作，多做做李白所说的"举头望明月"的动作。"两静"是指保持两种静止状态。其一是仰卧睡觉时，脖子下垫个圆柱形的枕头（约30分钟），可以被动地恢复颈椎生理曲度，这一做法对大部分人有效，尤其是经常低头工作的人群，但需在专科医生指导下进行；其二就是电脑显示屏，位置调高一点，好让颈椎处于略仰头的状态。

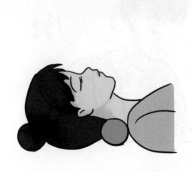 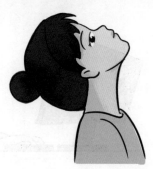

37 导致颈椎病的常见原因

导致颈椎病的原因有多个，低头这个不良姿势是较常见的原因。越是注意力集中，在低头时颈后方韧带受损的速度越快。这是因为当一个人过于关注外界事物时，会察觉不到颈部轻微损伤带来的不舒服，也就难以通过活动来调节紧绷的组织。这就解释了为什么越是全身心投入工作、学习，聚精会神于游戏、视频的人，颈部损伤越快。注意力越集中，越不易察觉韧带损伤，每次保持固定动作的时间越长，颈椎病出现的概率也越大。

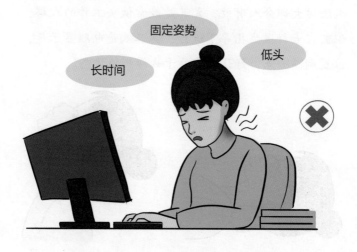

　　总结下来就是，颈椎病的发生需满足这3个条件：长时间、固定姿势、低头。当这3个条件同时发生的时候，颈后方软组织就会出现损伤，从而出现僵硬、疼痛、酸困等症状。此时，如果仍不注意调整颈椎不良姿势，改正不良习惯，颈椎软组织功能异常便会加重，继而引起椎间盘退变、骨质增生、颈椎不稳等更多问题。

38 颈椎病患者该如何用手机?

现代社会里我们的工作、生活往往离不开手机,那如何健康、科学地使用手机,就成为我们不得不考虑的问题。尤其是颈椎病患者,其颈椎"续航"能力不如健康人的情况下,怎么合理使用呢?可以从以下几个方面着手。

正确看手机的核心要点就是:不要低头!

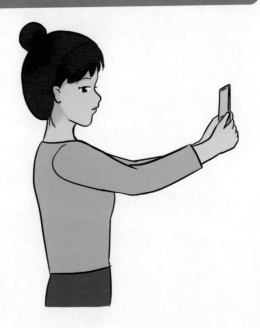

①调整拿手机的高度。尽量让眼睛平视手机屏幕，而非低头看，最好是略仰头看手机屏幕。

②限定操作手机的时间，如设置半小时响一次闹钟，提醒自己放下手机，活动一下颈部。

③避免躺在床上或趴在桌子上看手机。因为一旦进入这种状态，就容易在不知不觉中对颈椎造成伤害。

39 你头部前伸了吗？为什么会出现这个问题？

很多久坐的小伙伴会发现，整天面对电脑、伏案学习或工作，回到家又坐着看手机，久而久之，头部竟然出现了前伸的情况。并且头部前伸往往还会和颈椎生理曲度改变、含胸、驼背等问题同时出现，不仅影响形象气质，如果长期不纠正还有可能会造成颈部慢性肌肉劳损、头晕、头痛等颈部疾病。那么到底什么是头部前伸，又为什么会出现这种情况呢？

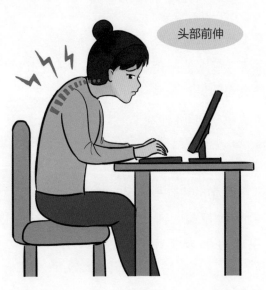

头部前伸

（1）不良姿势

长时间处于不良姿势会造成头部前伸，例如，长时间使用电脑、低头看手机、睡觉时枕头高度不合适等。

（2）肌肉肌力较弱

有些小伙伴出现头部前伸可能是后背和颈前部的肌肉肌力较弱，并且肌肉处于被动的拉长状态，而胸部的肌肉又很紧绷，最终导致头部前伸。

（3）疾病因素

先天性脊椎畸形会导致患者头部前伸。脊柱侧弯会影响婴幼儿及青少年的生长发育，使身体变形。

可以自我测评一下，从侧面看，如果耳朵在肩峰的前面，那大概率就出现头部前伸了。

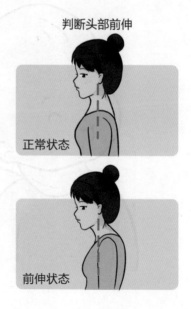

判断头部前伸

正常状态

前伸状态

40 小儿斜颈是怎么回事？

宝宝老爱歪头，看起来很呆萌，其实这是"歪脖子病"，又称小儿斜颈。宝宝在出生1～2个月时，有以下几种情况，就是斜颈出现的信号了：

①头倾向一侧，下巴朝向头倾方向的对侧肩膀。

②颈部出现硬块。

③脸部左右大小不对称。

④颈部活动受限制。

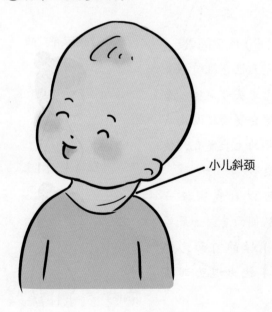

小儿斜颈

　　小儿斜颈大部分为先天性肌性斜颈，80%通过推拿等理疗可以及时纠正，及早发现并采取最适合的治疗方法尤为重要，家长们一定要注意！

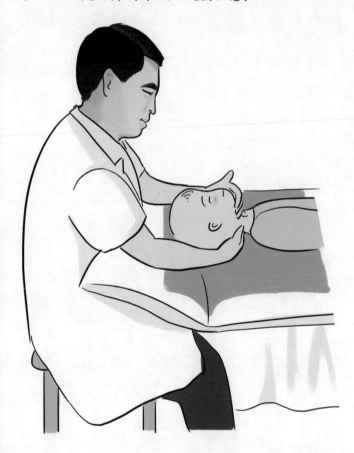

宽胸有道，身心更舒泰

三

胸椎篇

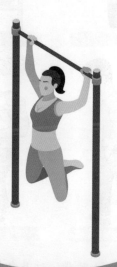

41 驼背与军姿背是怎么回事?

驼背已不再是老年人的"专利"了,在儿童和年轻人中也不少见!年轻人驼背主要由于长期的姿势不良造成胸椎后凸、曲度变大,逐渐演变成习惯性驼背。

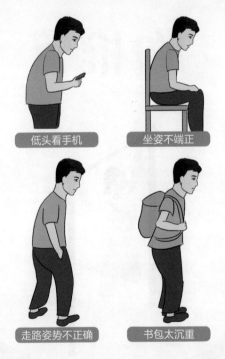

低头看手机　　　　坐姿不端正

走路姿势不正确　　书包太沉重

而老年人变矮、驼背,这是脊柱退变现象!老年人骨量丢失,椎体骨质疏松变成类似蓬松又脆弱的

"海绵"，一不小心就容易发生微小骨折塌陷变形，进而出现驼背。

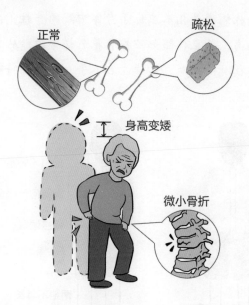

有些认识到驼背危害的朋友，会要求孩子或者自己时时刻刻"挺胸收腹"，呈现"军姿背"的姿态，走向驼背的另一个极端——胸椎生理曲度变直。这种矫枉过正的现象常出现于有一定体态意识，但没掌握好相关知识的人群中。

无论驼背，还是军姿背，都是胸椎生理曲度不正常的表现，都容易产生背痛或肩痛，甚至是活动受限。

42 脊柱侧弯是怎么回事？

脊柱侧弯是指本应位于身体中线的脊柱，向左右发生偏离，甚至伴随如"拧麻花"样弯曲。从外观上看，往往有高低肩、后背左右不平、骨盆倾斜等形态上的改变。

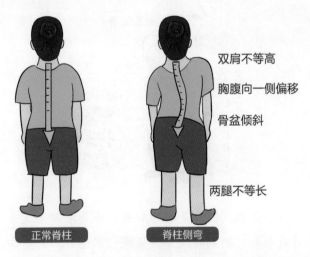

双肩不等高

胸腹向一侧偏移

骨盆倾斜

两腿不等长

正常脊柱　　　　脊柱侧弯

不仅如此，人体的脊柱，就像房子的房梁，而内脏相当于房子里的居民，房梁都歪了，里面的居民又怎能安生！因此，脊柱侧弯还会造成消化不良、腹痛、痛经、发育不良等问题，严重者甚至会影响心肺功能，危及生命。

43 经常"岔气、背痛"，当心胸椎小关节紊乱症！

很多人一旦出现岔气、背痛，第一念头就是怀疑自己患有心肺疾病，但经过检查排除心肺相关疾病后，岔气背痛的症状还在，那么，这就很有可能是胸椎小关节紊乱症导致的。

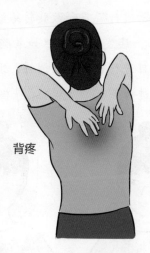

背疼

胸椎小关节紊乱症是指机体内胸椎小关节在外力的作用下发生位置的改变，出现不能够自行复位而导致疼痛和功能受限等一系列症状的一种病症。也有人称其为"椎体的微小位移"。

胸椎小关节紊乱症的两大主症是疼痛和活动受限，胸椎小关节紊乱症还可刺激交感神经节前纤维，引起相应内脏的自主神经功能紊乱，出现胸闷痛、心律失调、呼吸不畅、胃脘胀痛等症状。

（1）日常如何保护胸椎？

胸廓和脊柱通常都属于日常缺乏运动的身体部位。通过对胸廓进行矫直和做旋转练习，能使我们的身体灵活自如，焕发活力。但如果胸椎已经发生病变，不建议盲目进行自我调整训练，须经治疗后在专业人士指导下进行。

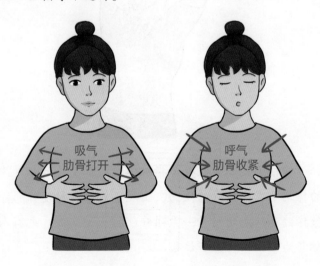

取仰卧位，双手置于肋骨两侧，用鼻子吸气，想象肋骨向两侧打开，让胸廓充满气体。用嘴呼气，想象肋骨在向中间收紧，尽量延长呼气时间。

（2）脊柱拉伸练习

想象头顶上有一根绳子拉伸脊柱，会发现脊柱得到舒展。

想象拉伸感 ↑↑

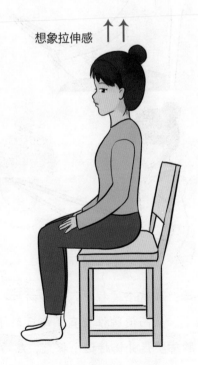

（3）动态矫直胸廓和胸椎

坐在椅子上，将弹力带固定在胸前某处，上半身挺直，双手拉住弹力带两端并向身体两侧拉。

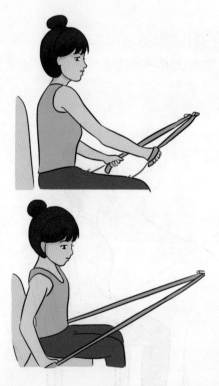

要点提示：在这个过程中，头部向后、向上，骨盆向后、向下，从而使胸椎挺直，颈后部伸展，脊柱充分拉伸，胸廓扩张并保持这个状态，然后还原。

44 蝴蝶肩，好看不中用！

　　继"A4腰"和"手机腿"被追捧之后，"蝴蝶肩"也一度成为不少女士追求的体态。其实，所谓的"蝴蝶肩"，非但不是什么理想后背，反而是一种不良体态！蝴蝶肩医学上叫作翼状肩胛，正常人的肩胛骨应该是紧贴胸壁的，而翼状肩胛则是肩胛骨内侧缘与下角无法贴紧胸壁。有翼状肩胛问题的人，一般伴随着肩颈不适、肩关节活动受限，甚至肩背部疼痛。

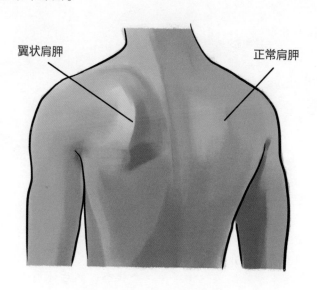

翼状肩胛　　　　　　　　　　正常肩胛

那怎么判断自己是不是也有这个问题呢？我们可以简单测试一下（由他人观察）：

①放松状态下观察肩胛骨内侧缘是否翘起。

②手臂向前抬起，观察肩胛骨内侧缘是否翘起。

③手臂向后伸，用手触摸对侧肩胛骨，观察肩胛骨内侧缘是否翘起。

如果肩胛骨内侧缘翘起，同时伴有肩痛或肩关节活动障碍，那很大可能患有"蝴蝶肩"了，此时就需要到医院就诊。

45 心慌、胸闷、气短，会跟胸椎有关？

人体的胸腔就像一间狭小的"二居室"，里面拥挤地住着心脏和肺脏两位"住户"。而胸椎，就像这间小房子的屋梁，负责维持房子的稳定，为心肺提供足够的空间进行活动。

假如胸椎这个屋梁位置歪了，甚至屋梁塌陷了，那么整个房子的结构都会受到影响，特别当控制心肺的神经受到压迫时，心肺这两位"住户"就会住得非常难受，从而出现胸闷、心慌、呼吸不畅等症状。

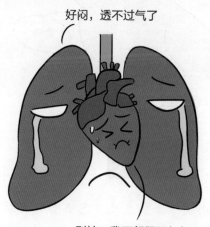

46 胃痛，竟然是胸椎的问题？

胃痛是临床上很常见的一种症状，能够导致胃痛的原因有很多，比如精神因素，或进食大量辛辣刺激食物等都可能造成胃痛。在诸多原因中有一种胃痛的病因总是会被人忽视，因为这个原因和"胃"字好像风马牛不相及，那就是：胸椎小关节紊乱症。

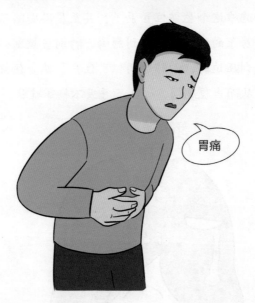

胸椎小关节紊乱症又是怎么和胃痛联系起来的呢？答案是神经。人体有大大小小许多神经，它们有

各自的功能，又能相互影响。短期来看，胃部相对应的胸椎（第6～12胸椎）发生关节紊乱，刺激到神经，产生压迫，从而引发胃痛。

长期来看，胸椎小关节紊乱症，可以刺激交感神经导致人体胃酸分泌功能紊乱，经过一系列生理病理变化最终导致胃溃疡。所以有胃溃疡、胃炎等慢性基础胃病的人更可能因为胸椎小关节紊乱症引发胃痛。

那么怎么判断胃痛是否与胸椎问题有关呢？很简单，由于神经的相互影响，当胃痛发作时，胸背相应位置也会出现酸胀疼痛；当你用力顶压背部酸痛区域，胃痛也有所缓解，那你的胃痛很大概率与胸椎问题相关！

47 腰痛，竟然也跟胸椎有关？

你知道我们身上有个区域是承上启下的存在吗？它上承颈椎，下达腰椎，但当我们腰部发生疼痛时却很少会想到有可能是它的原因！它在脊椎中节数最多、活动度也大，身体的侧弯、旋转及向前、向后弯都会需要它，你猜到了吗？它不仅与呼吸相关，还和腰部的疼痛息息相关。没错，它就是我们的胸椎！那么腰痛和胸椎究竟有什么关系？

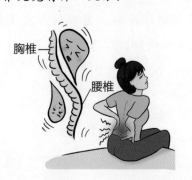

每一个关节天生就有自己应该做的事情，或者说使命，关节要么灵活，要么保持稳定。如果一个关节没有办法完成它的使命，就需要借助"邻居"来帮忙，即上下相邻关节的帮助，这就是相邻关节之间的关系，也叫关节相间原理。

人体的构造既充满智慧又十分巧妙，有一种代偿机制——本来你的胸椎是需要有灵活性的，但是如果不够灵活了怎么办呢？身体仍然需要保持灵活，这时候就靠相邻的关节来代偿提供灵活性了，即腰椎灵活性提高；但腰椎本来是需要保持相对稳定的，如果腰椎不够稳定，就容易导致腰椎损伤，从而产生腰痛。

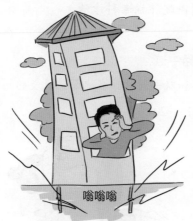

基础不牢，地动山摇

当然，腰痛的原因有很多，劳损、肌肉张力失衡、受伤等都会引起腰痛。但是人的身体是一个整体，如果不调整好胸椎的灵活性和张力不平衡的问题，身体的代偿机制就很难改变，所以腰痛也有可能是胸椎问题引起的。

48 背部酸痛、僵硬，居家怎样缓解？

很多上班族面对电脑一坐就是一个白天，下班时，常常会感到背部酸痛不适，僵硬难耐。这种因久坐、缺乏锻炼、经常低头等不良习惯引起的背痛、僵硬，可以试试以下两种锻炼方法！（如果背痛持续，建议及时到医院脊柱专科诊治）

（1）猫牛式

①双膝和双手同时撑在地面，吸气的同时慢慢弓起背部，保持15～20秒。

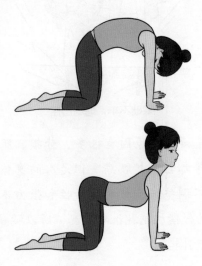

②呼气并放松，慢慢形成塌腰状态，肚脐向内收，头向上抬，保持15～20秒。

③可酌情重复3～5次。

（2）平背拉伸

①面对桌子或柜台站立，双手放在桌面上，慢慢地俯下身子，不要屈腿，直到背部与地面平行，腿部和身体形成"L"形。

②手臂伸直，双手持续放在桌面上，保持15～20秒。

③可酌情重复3～5次。

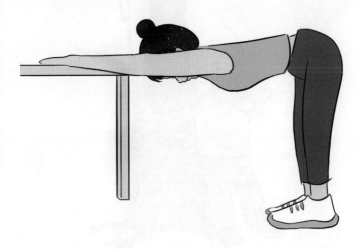

49 后背撞树锻炼，科学吗?

后背撞树锻炼不科学!近年来，民间传言后背撞树锻炼可疏通血管、刺激穴位，有助提升体质，延年益寿，所以众多老年人纷纷效仿。有些人甚至因为在锻炼时对自己下手较狠，撞击力度大，导致原本保守治疗就可以治愈的疾病加重，甚至需要手术治疗!

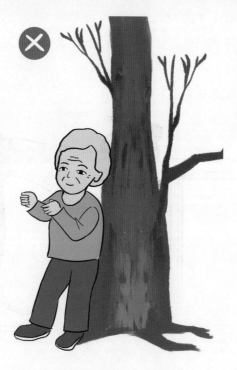

　　盲目地用后背撞树，不仅会损伤皮肤、肌肉，巨大的撞击力更有可能使脊柱出现椎间盘突出、椎体滑脱甚至骨折等情况，从而导致更加严重的身体伤害。

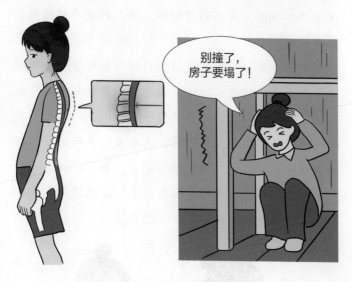

别撞了，
房子要塌了！

50 驼背矫正带要用吗?

你有驼背问题吗?驼背是否已经影响到你的日常生活了?市面上出售的驼背矫正带,效果真的有那么神奇的吗?

驼背分为被动型和主动型。被动型驼背,如强直性脊柱炎之类的疾病所造成的驼背,脊柱的骨骼系统形成了僵硬的骨性畸形,就像一棵树干歪斜生长多年的树一样,即便使用矫正带,也难以纠正畸形,所以达不到矫正的目的。而主动型驼背,由于脊柱尚未形成骨骼畸形,主要问题是肌肉失衡,因此属于柔软性驼背,此时使用矫正带有一定效果。

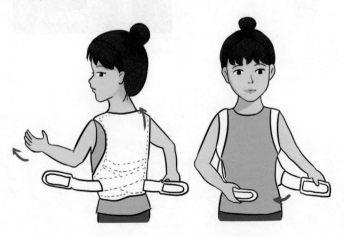

　　既然矫正带可以矫正主动型驼背，那是不是戴的时间越长越好呢？答案是否定的。

　　长期驼背体态导致脊柱的屈肌和伸肌失衡，我们需要把薄弱的背伸肌肉练强，比如竖脊肌、背阔肌、斜方肌等。肌肉是用进废退的，而且肌肉非常"聪明"，一旦可以"省力"就会立刻"消极怠工"。如果长时间佩戴驼背矫正带，脊柱背伸主要靠矫正带来维持，背伸的肌群就会"出工不出力"，久而久之可能发生肌肉萎缩。这样就会出现一个情况：孩子戴上矫正带，背部挺直了；把矫正带取下来，背又塌下去了。因此只有主动地调整姿态，使导致肌肉酸痛、拉歪身体结构的错误力量卸掉，改变错误用力模式，才能从根本上解决驼背、含胸、脊柱侧弯等体态问题。

科学护腰，挺直腰板成就健康

四

腰椎篇

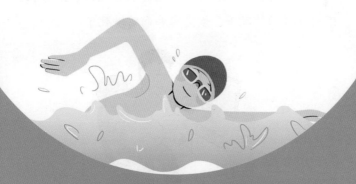

51 腰椎为什么容易向前滑脱?

这是因为腰椎前方有拉力, 而后方软弱无力!

我们的腰椎好比前后被绳子牢牢绑住的5块排列讲究的积木。正常情况下, 腰椎前后"绳子"的拉力是一样的, 这样才能保证腰椎位置的固定。这是保障我们能正常生活, 甚至进行各种高难度动作的基础之一。

但是, 由于都市人巨大的生活压力以及不良的饮食习惯, 如喜欢吃油腻食物、过量饮酒, 以及缺乏体育锻炼等, 导致腹部堆积的脂肪过多, 肚子变得大而挺, 如此一来, 腰椎前方的拉力剧增! 另外, 受到长期久坐、弯腰的影响, 拉住腰椎向后的绳子也逐渐变得松软无力, 因此, 腰椎在前方拉力增加、后方拉力不增反减的情况下, 便更容易向前滑脱了。

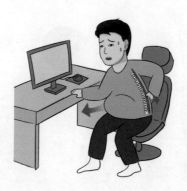

52 腰椎生理曲度为何会变直、反弓呢？能恢复正常吗？

腰椎正常的生理曲度是向腹部前凸呈"C"形。那您的腰椎生理曲度正常吗？我们不妨自测一下：站立背靠墙，肩膀与臀部贴于墙壁，再试着将手掌从后

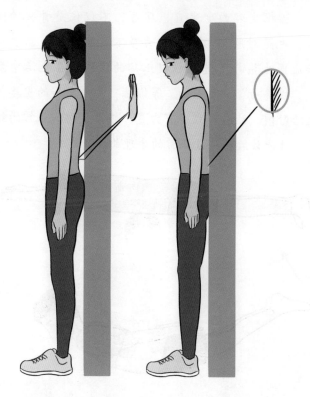

腰穿过。在正常的生理曲度下，我们的后腰大概可以凹进去一个手掌的厚度。此时，手掌能顺利穿过去。您达标了吗？若腰椎处于不良姿势如半坐半躺、弯腰坐时，腰骶部会受到向下、向后的力，此合力与腰椎生理弧度的方向相反，长此以往会造成腰椎生理曲度变直甚至反弓，自测时手掌就穿不过去。

腰椎生理曲度变直、反弓，不仅仅是骨头的问题，也是对腰部核心肌肉力量不足的提示。需要在专业医生指导下进行积极正确的诊疗，在生活中配合"拱桥功""飞燕功"等锻炼，养成良好的坐姿与生活习惯。让腰部肌肉有力量，维系住腰椎正常的结构，才能让腰椎恢复正常的生理曲度。

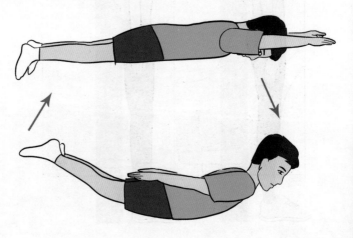

53 没干重活，为何容易腰痛？

　　如今，越来越多腰痛的年轻人感到疑惑：自己既没有受过外伤，又没有干重活，究竟是什么原因导致腰痛呢？其实这也是一种腰部肌肉损伤的表现，不同于蓝领工人的劳损，它是一种专属办公室一族的"闲损"。

　　人体腰部的肌肉像一根根橡皮筋：可以拉长，也可以缩短。当我们长时间弯腰对着电脑工作时，肌肉因长时间处于拉长状态，在不知不觉中发生了慢性损伤。正因这种损伤常在悄无声息中发生，难以察觉，所以便出现了这种"莫名其妙"的腰痛。

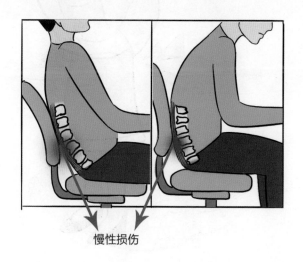

慢性损伤

54 女性为什么更容易出现腰痛?

除了日常的工作和生活外,女性还要受月经、孕育、分娩和哺乳等因素的影响,这使她们发生腰痛的概率远远高于男性。

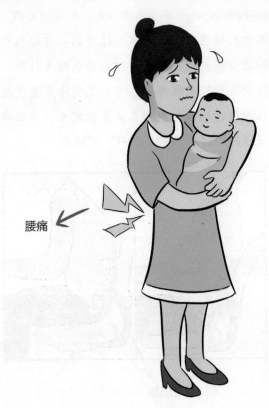

腰痛

女性每月一次的"失血"（月经）容易引发腰痛；怀孕时，由于激素水平的增高，身体变得"松弛"、腰椎稳定性变差，容易引起腰痛；分娩时，女性骨盆打开，导致核心不稳定容易引发腰痛；哺乳期时，宝妈喂奶或抱孩子等动作也会加重腰背部的负担，引起腰痛。

部分女性过于辛劳，操持各种家务，经常弯腰干活，过度劳累引起腰痛；孕妈生娃后没有好好休息，"坐月子"期间或绝经后不慎感受风寒，调摄养生不当导致腰痛；此外，由于女性生理特点的原因，容易出现妇科问题，从而引发腰痛。所以女性朋友们更要好好爱护自己的腰。

55 磁共振检查的报告上写着腰椎间盘突出，但腰不痛是怎么回事？

有的人做了腰椎的磁共振成像（MRI）检查后发现报告单上写着有腰椎间盘突出，然而自己的腰并不痛，这是为什么呢？其实我们的椎间盘外面分布着很多神经，有的神经是支配腰的，有的是支配腿脚的。如果椎间盘突出来了，但恰好没有压迫到这些神经，那便不会产生腰腿麻痛等症状。

因此，通过MRI检查可以观察到无症状的椎间盘突出，而且年龄越大，影像学上椎间盘突出的发生率也越高。但MRI报告上的"腰椎间盘突出"只是对影像学检查的一种描述，并不是诊断。所以椎间盘突出不是病，出现症状的椎间盘突出症才是病！

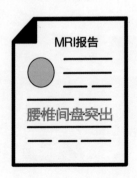

56 打喷嚏后突发腰痛，怎么回事？

可以分为几种情况来看：

其一，打喷嚏时发生弯腰或者侧身的瞬间动作，非常容易拉伤腰背部肌肉。一旦被拉伤的肌肉发炎或水肿，便会引发腰痛。

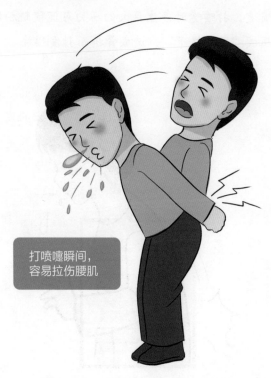

打喷嚏瞬间，
容易拉伤腰肌

其二，在打喷嚏时，空气被瞬间吸入体内，胸腔像气球一样充气，腹腔压力也急剧升高。这就给了腰椎间盘巨大的压力，这一瞬间很有可能把椎间盘挤出"自己的家"，而被迫"离家"的椎间盘不得不侵占"旁边的道路"，从而压迫周围神经引发腰痛。

其三，许多患有骨质疏松症的老年人可经受不住这一喷嚏，打喷嚏时产生巨大的压力可能使疏松的椎体被压成"压缩饼干"，造成骨折而引发腰痛。

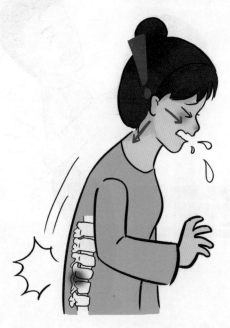

57 腰不痛、屁股麻痛，怎么回事？

腰不痛、屁股麻痛，此外还可能出现腿麻，这很有可能是梨状肌综合征，这种病发作起来和腰椎间盘突出症的症状非常相似。梨状肌位于臀部，坐骨神经恰好在其下部穿行而过。长时间坐着、盘腿，或者外力拉伤等都会导致梨状肌过度紧张，从而刺激坐骨神经，导致臀部出现局部麻痛及下肢产生放射痛，发作起来容易和腰椎间盘突出症混淆。但梨状肌综合征往往不伴有腰痛，且按压梨状肌时会诱发明显的下肢麻痛，通过这些症状可以与腰椎间盘突出症相鉴别。

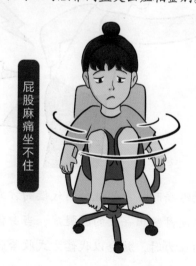

屁股麻痛坐不住

58 为什么腰痛好了却还是弯不了腰?

　　有过多年腰椎间盘突出症病史的人,几乎都经历过腰部僵硬。明明感觉腰不痛了,腰部肌肉却还是僵硬,甚至弯腰都难,难免让人疑惑:这是疾病严重了吗?别着急,其实这是你的身体还没缓过神来。

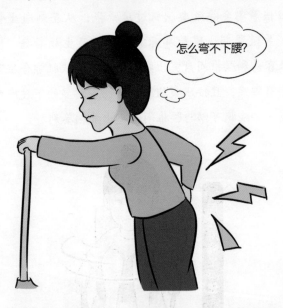

怎么弯不下腰?

　　当出现疼痛时,身体就会用代偿的方式来缓解疼痛。如腰椎间盘突出导致的腰腿痛,当身体为了减轻对椎间盘的压力时,就会以代偿方式收紧腰部肌肉。

通过收缩肌肉限制椎体活动，减轻突出的椎间盘对神经的压迫，从而维持相对稳定的体位。在这种长时间超负荷的承载下，必定会出现腰部肌肉的僵硬，进而出现弯腰受限。不仅如此，腰部肌肉的长时间紧张，还会造成腰椎小关节紊乱，使得腰部更加僵硬、紧张，从而出现恶性循环。这时正确做法是及时就诊，弄清楚原因，避免自己盲目处理。

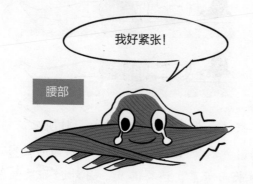

59 经常腰痛，睡觉时腰后垫枕头可以缓解吗？

睡觉时在腰部垫个枕头，可以给腰椎一个支撑，避免"伤痕累累"的腰部因悬空而再次引发腰痛，这确实是一个缓解腰痛的好办法。

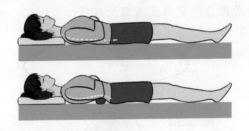

但要注意垫枕时间不宜过长，时间应控制在1小时以内。如果垫枕时间过长，腰椎前面的肌肉就会因过度拉长而劳累，适得其反。另外，如果经医生判断，腰痛是由于腰椎生理曲度过大产生的，那就不适合腰后垫枕了。

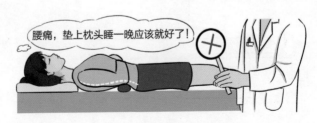

腰痛，垫上枕头睡一晚应该就好了！

60 牵引能治好腰椎间盘突出症吗?

牵引可有效缓解腰椎间盘突出症状。牵引可以增大腰椎间隙，缓解肌肉紧张，减轻椎间盘突出对神经根的刺激，简单来说就是给原本拥挤的房间扩大了空间，这样大家就不会挤在一起。房间宽敞了，神经根"舒服"多了，症状也就好转了。

但是我们一定要注意，不是所有的腰椎间盘突出症都可以用牵引来治疗。比如外伤急性期、严重骨质疏松症、牵引后症状加重、髓核脱出压迫马尾神经等患者，牵引需慎之又慎。

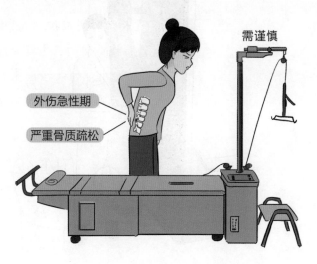

需谨慎

外伤急性期

严重骨质疏松

　　针对适合牵引的腰椎间盘突出症患者，推荐采用倒悬牵引。在专业器械保护下，保持脚在上、头在下的姿势，然后在这种状态下进行手法复位。这种看似简单的行为，效果却出奇的好。因为依靠患者自身重量，可以把腰椎间隙充分打开，让受压的神经根有"舒缓"的空间，从而可以很好地减轻症状。

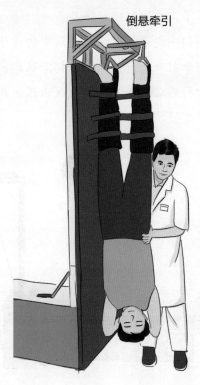

倒悬牵引

61 按摩能把突出的椎间盘按回去吗?

"我经常腰痛,是腰椎间盘突出吗?可以通过推拿按回去吗?"经常会有人这么问,很多人都希望将突出的腰椎间盘"按回去",不用吃药,不用开刀做手术。但很遗憾,这些只是美好的愿望。

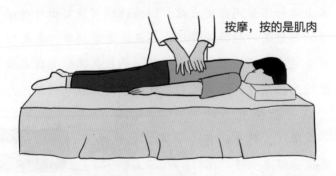

按摩,按的是肌肉

按摩可以缓解腰椎间盘突出症患者的症状,但如果想通过按摩将突出的椎间盘"按回去"是不可能的。因为腰椎间盘位于上下两个椎体之间,后方还有椎板、棘突等骨质结构,按摩时力量大多集中在肌肉上,不会直接作用到椎间盘上。所以是不可能直接把椎间盘按回去的。另外,现代医学研究也表明突出的椎间盘是不可能回去的。此外,对于有严重脊髓压迫的患者,也不能轻易按摩,否则可能造成更严重的损伤。

62 贴药膏对治疗腰椎间盘突出症有效吗?

药膏具有活血通络,消肿止痛的作用,在日常生活中被腰痛患者广泛使用。当出现腰痛时,局部贴敷药膏能使疼痛得到一定的缓解。但是药膏并不能从根本上治好腰椎间盘突出症。因为腰椎间盘突出对神经根的刺激是一种物理卡压,而不是化学刺激。膏药的有效成分并不能解决这个问题。并且在腰椎间盘突出症的急性期时,局部肌肉、神经根炎症水肿明显,会形成一张强有力的"屏障",药膏的有效成分根本"挤"不进去,这时候贴药膏效果就不如人意了。

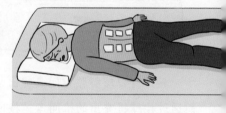

而在腰椎间盘突出症慢性期时,局部肌肉、神经根炎症水肿减轻,贴敷药膏对腰椎间盘突出症引起的腰痛会有一定的缓解效果,但要根据药膏说明书上的指示,不要贴敷超出指定的时间,如果贴药膏后局部皮肤出现瘙痒、出疹、起水疱等过敏表现时便要立即撕开,停止贴敷。

63 起床的姿势也要讲究？拯救晨起腰痛的小妙招

不少人有过这样的体验：睡了一个晚上后，早上一睁眼，腰部直挺挺地起床，突然"咔哒"一声，腰部不能动了。这究竟是为什么呢？答案其实很简单，这跟起床的姿势不对有关！

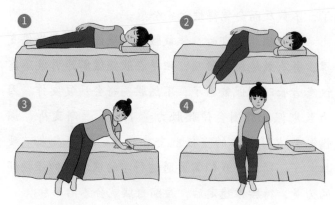

患有腰痛或者腰椎间盘突出的人在起床时，特别是坐起的一瞬间，是非常容易受伤的。那么，我们应该怎么起床呢？正确的起床方式是：睡醒后先在床上活动一下身体，然后转至侧卧位，脚先伸出床沿，接着一手撑床，慢慢侧身起床。这样起床不仅可以激活腰部肌肉，还可以避免损伤腰肌。你学会了吗？

64 容易腰痛的人经常戴腰围好不好?

对于腰痛严重的患者,医生会建议其佩戴腰围,并叮嘱在症状缓解后慢慢解除。刚开始,患者都很"听话",积极佩戴腰围,疼痛也确实缓解不少。但随着时间的推移,许多患者好像越来越离不开腰围了,不戴反而会觉得缺乏安全感。

在腰痛急性期时,佩戴腰围的确能给腰部提供支撑,并有效地缓解腰痛,但是在腰痛缓解后,就不建议患者长时间佩戴它了,不然腰痛将会反复发作。因为长期佩戴腰围会使腰肌力量下降,逐渐变得"懒惰",支撑躯体的重任就全靠腰椎、椎间盘来"硬扛"了。所以,我们需要通过科学的锻炼来加强腰部的力量,待腰椎稳定后,腰痛自然就会不治而愈。

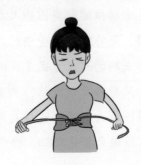

65 急性腰扭伤，居家怎么快速处理？

俗话说，十伤九腰，有时一个小小的动作就会扭伤腰部。如果居家出现急性腰扭伤、行动不便时，就有必要学会如何自救。

扭到腰后，首先保持制动非常重要，这首歌诀详细讲解了该如何做：人生不如意事常八九，腰部扭伤莫发愁，床上躺好不乱动，板床要硬腰放松，右侧睡卧像大佛，左手臂上放，膝盖屈曲像张弓，疼痛减轻烦恼空。

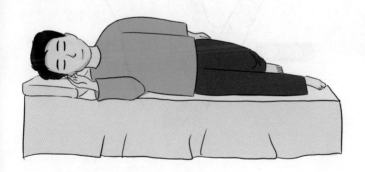

其次，我们手背上藏着一个神奇穴位——"腰痛点"。"腰痛点"一共有2处，分别是在手背上第二指和第三指的掌骨之间、第四指和第五指的掌骨之间。顺着手腕方向往下推，推到腰痛点的位置。点按此处，酸胀感明显，可缓解腰痛。不管是什么原因导致的腰痛，按揉、艾灸这4个点（双手）都可以有效缓解疼痛。

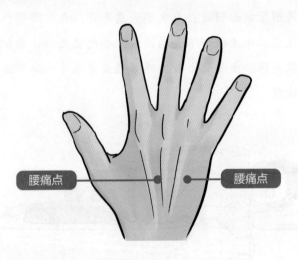

腰痛点　　　　　　腰痛点

66 腰椎管狭窄能治好吗?

腰椎管狭窄分为先天性椎管狭窄和后天性椎管狭窄。先天性椎管狭窄是指一些人本身椎管就窄，如果把椎管比作马路，普通人的椎管是"四车道"，先天狭窄的椎管则是"双或三车道"。后天性椎管狭窄最为常见的原因是退变性，随着年纪的增大，会出现椎管周围韧带的肥厚、椎板骨质增生，再加上椎间盘退变或突出、腰椎滑脱等这些因素都可能造成椎管容积减小，从而压迫椎管内容物。

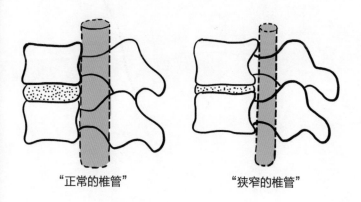

"正常的椎管"　　　　　　"狭窄的椎管"

不管是先天性椎管狭窄还是后天性椎管狭窄，都不一定会出现症状。只有当其出现因压迫腰椎内容物（主要是脊髓、神经组织）而引起相应症状时，我们才能称其为腰椎管狭窄症。因此，需要治疗的是"腰椎管狭窄症"可能会引起的明显腰痛、下肢麻木、间歇性跛行等症状，可通过药物、针灸、正骨、手术等治疗改善，以达到临床痊愈，而不是治疗"腰椎管狭窄"。

67　腰椎压缩性骨折是怎么回事？

　　腰椎压缩性骨折是腰椎椎体在经受暴力后产生的
一种椎体高度降低的骨折。这种骨折通常造成椎体前
半部压缩塌陷，后半部分相对完整，椎体呈现前窄后
宽，类似于倒三角的楔形改变。年轻患者多因受到垂
直巨大暴力伤引起；而老年骨质疏松患者，可因轻微
暴力引起。

　　压缩性骨折就好比一个馒头被压扁了，但是整体的
形状还保持着，最多是馒头边上出现了几条裂缝，但是
还不至于四分五裂，如果四分五裂了，就是压缩性粉碎
性骨折了。如果压缩程度较重，该腰椎的棘突或韧带也
会有损伤，进而产生局部后凸畸形，或出现肿胀瘀斑，
可出现局部压痛，腰部活动受限。但幸好腰椎压缩性骨
折大部分为稳定骨折，少有脊髓损伤瘫痪者。

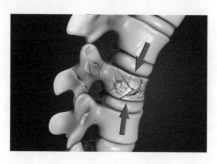

68 腰痛一定要睡硬板床吗?

我们经常听到有人说,腰痛要睡硬板床。床板硬一点才能给腰椎足够的支撑,腰痛才能恢复快一点。但是现实生活中很多人睡硬板床后反而出现腰痛的症状,这又是为什么呢?

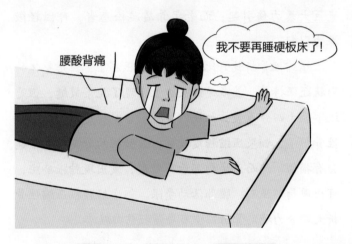

实际上,很多人睡硬板床都会不适应,因为在睡眠过程中出现扭曲的姿势,既睡得不舒服、也睡得不踏实,睡眠质量大大下降。正确的做法是,在硬板床上面铺上软硬适中的床垫。这样无论平卧或是侧卧,腰部都可以很好地贴合床面,可以对腰椎产生有效的支撑，从而缓解腰椎的压力，达到很好的放松和休整效果。经过一夜的高质量休息，第二天就会有种神清气爽的感觉。

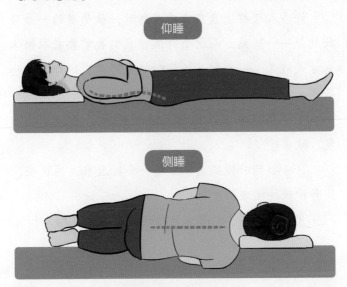

适合发育成长的健康床垫

69 腰椎间盘突出症发作时，居家怎么缓解？

许多人腰椎间盘突出症发作时，最明显的一个症状就是——腰痛，而这个时候，我们最需要采取的休息方式就是——平躺。虽然听起来简单，但却有一些条件：

①平躺在软硬度适宜的硬板床上，而不是软沙发、软床垫。

②平躺的时候膝盖下方垫一个10厘米高的枕头，让脊椎保持生理曲度。

③双脚放平，尽量不要叠放，可参考下图。

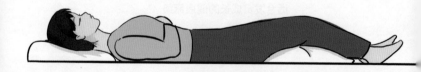

对于因寒冷或者外伤引起腰椎间盘突出症发作的患者，在经过数天已过急性期后，还可以将粗盐

在铁锅内炒热，用多层布包裹粗盐进行热敷，温度以人体皮肤的可耐受温度为上限，或用热水袋代替进行热敷。

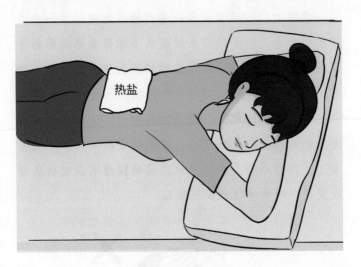

70 为什么练完仰卧起坐后腰更痛了？

在医院门诊经常会有一些因为做仰卧起坐而出现腰痛的患者。仰卧起坐虽然是从小学体育课就开始普及的运动，但目前越来越多的证据表明，这项运动如果动作做得不规范，其对身体的损伤远远大于益处。

标准的仰卧起坐，动作快而有力，这会对腰椎造成很大的压力。长期下去，轻则引发腰痛，严重的甚至造成腰椎间盘突出。因此，这对腰椎间盘突出患者来说是一项伤害性很大的运动。

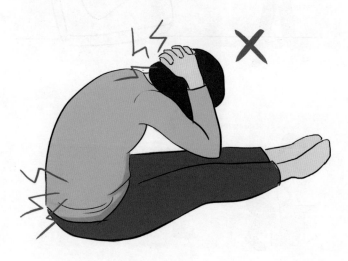

71 搬重物时怎样避免弄伤腰部?

搬重物时一不留神就会闪到腰,腰痛不休息十天八天很难缓过来,其实只要做好以下这6个要点,就可以大大降低扭伤腰的风险。

搬重物时请谨记:一正、二近、三曲、四直、五托、六防。

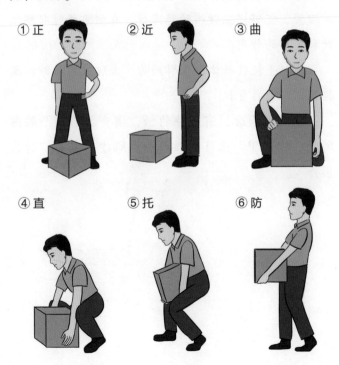

① 正　　② 近　　③ 曲

④ 直　　⑤ 托　　⑥ 防

①搬重物时要正面面对物体，不要拧着身体用力，否则发力时容易扭伤腰部。

②尽量使重物贴近身体，距离物体重心越近，越省力，持物越稳定。

③膝盖要屈曲，人尽量蹲下去搬东西，发力重心在两条腿上。

④腰杆要挺直，这样包裹着腰椎周围的肌肉会相对绷紧，能够提高腰椎的稳定性，在搬重物时起到辅助和支撑的作用。

⑤双手托住物体，手臂用力，上肢肌肉收缩，减轻腰部肌肉的负担。

⑥做好预防，有条件的话，搬重物前带个腰围固定，披"甲"上阵的腰椎和腰肌才不容易"折兵损将"。

72 腰痛，座椅高度怎么调节才更合适？

我们常被繁忙的工作"捆绑"在办公桌前，久坐容易引来职场人颈腰健康的"隐形杀手"——颈腰痛。你是否想过，这或许与你每天坐的椅子有关呢？既然如此，那我们该如何健康就座呢？

首先，最合适的桌椅高度能让人体形成两个垂直位：大腿与小腿垂直、上臂与前臂垂直。

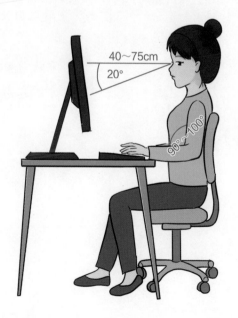

其次，大腿与小腿垂直可以让腰部肌肉保持在一个舒服的位置以减少腰部的劳累；上臂与前臂垂直有助于维持坐位下良好的腰部姿态和书写姿势、避免弯腰导致椎间盘的力学失衡。

另外，正确的坐姿也很重要，务必挺胸、保持腰部垂直，避免塌腰。

73 扭腰转圈舞、学动物爬行对治疗腰痛有效吗?

风靡舞圈的扭腰转圈舞到底对治疗腰痛有效吗?

我们认真分析一下，扭腰转圈舞主要是靠腰部用力，它能充分运动到腰肌以及腹肌。在坚持锻炼、运动强度适中的情况下，扭腰转圈舞对于缓解腰肌劳损是有一定帮助的。但是，倘若在腰腹力量不强的情况下，贸然且长时间进行扭腰转圈舞，极容易造成或加重腰肌劳损，甚至出现腰椎骨质增生。

因此，扭腰转圈舞是一把"双刃剑"，但只要跳舞前做好充分热身并拉伸肌肉，跳舞时控制运动强度和时间，就能有效缓解腰肌劳损。

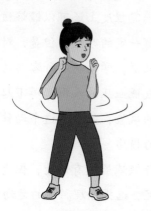

学动物爬行可以改善腰痛吗?

公园里常常可以看到五花八门的锻炼方式,如深蹲、俯卧撑、平板支撑、空中蹬车等。还有一种学动物爬行的锻炼法,如"狗爬""熊爬""猫爬""鳄鱼爬"。那么,学动物爬行可以改善腰痛吗?

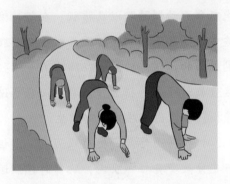

爬行运动可将全身重量分散到四肢,有效减轻腰椎的负荷,在一定程度上还可以锻炼核心力量,所以它对改善腰痛有一定的疗效。但是,对于患有心脑血管疾病的人群来说,学动物爬行容易诱发心脑血管意外;对于贫血或低血压的人群,蹲下起立时容易出现头晕,有摔倒的风险;此外,这个动作还容易造成腕关节和膝关节的损伤。

因此,爬行锻炼虽然有好处,但患者一定要根据自己的身体情况,选择合理科学的运动方式。

74 轻拍腰部保养有效果吗?

工作太久腰部酸胀不适,试试轻拍几下腰部吧!该方法可使腰部肌肉放松,促进局部血液循环,起到缓解疼痛、强身健体的功效。对于久坐久站的学生、白领、司机及柜台服务员等人来说,轻拍腰部可有助于缓解疲劳,预防腰椎病的发生;对于老年人来说,也可达到预防和保健的效果。

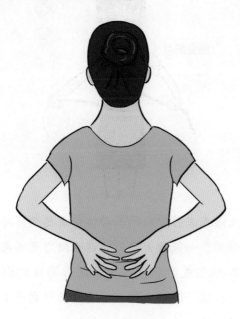

75 腰太细，更容易腰痛？

生活中，很多美女都追求"细柳腰"，觉得拥有"细柳腰"气质更好。殊不知，这类人群反而更容易腰痛，因为腰部过于纤细，腰部肌肉往往就缺乏足够的力量。

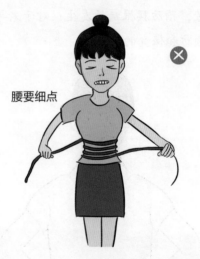

腰要细点

在生活或工作中的很多动作都需要腰部提供强大的支撑作用。如果腰太细，腰部肌肉力量不足，就会出现腰肌拉伤或劳损，甚至是腰椎间盘突出症。因此，"细柳腰"的朋友们，更要注意避免许多不良姿势，加强锻炼。

76 哪些习惯容易诱发腰椎间盘突出症？

（1）久坐

久坐一天的人常常腰痛，这是因为坐着使腰部肌肉状态不平衡，长期保持坐姿会引起腰部肌肉酸痛，如果我们久坐不动，且坐姿不正确，腰椎间盘受力不均匀，反复承受负荷会造成能量耗损，因无法得到足够的营养物质滋润而失去弹性，腰肌就会变得僵硬，疼痛随之而来。

（2）睡过软或过硬的床

柔软的床躺着很舒服，但是睡久了对于脊柱是不

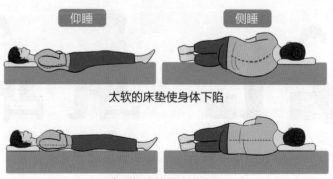

仰睡　　　　　侧睡

太软的床垫使身体下陷

太硬的床垫使应力集中

友好的，正常的脊柱有S形的弧度。过软的床垫无法起到支撑脊柱的作用，阻碍腰部的血液循环。但太硬的床也无法配合脊椎的正常曲线，不能更好地支撑腰部，人体的腰部下方都会形成悬空区域。这种悬空的结果就是腰部肌肉为了维持姿势要一直保持紧张状态，只会睡得腰酸背痛，影响睡眠质量。应选择软硬适中，能维持腰椎生理曲度的床垫。

（3）不良姿势

比如半坐半躺、跷二郎腿、弯腰搬物、单手提重物等。不正确的姿势改变了腰椎正常生理结构，长此以往则会打破生物力学平衡，腰椎结构、生理曲度发生改变，导致腰痛、腿痛等一系列问题。

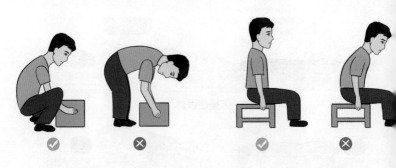

77 患有腰椎间盘突出症，可以弯腰吗?

很多朋友在患了腰椎间盘突出症后，害怕弯腰会加重症状，便不敢弯腰。后期即便腰痛好了，但由于"一朝被蛇咬十年怕井绳"，担心腰椎间盘突出症复发，因此再也不敢弯腰! 其实这是对腰椎间盘突出症大大的误解。

在腰椎间盘突出症的急性期过后，不是不能弯腰，而是不能突然弯腰! 因为突然弯腰会给腰椎间盘一个巨大的推力向后挤，让本来就突出的椎间盘更加突出，压迫后面的神经或脊髓，导致腰痛或下肢放射痛。但是，我们腰部最重要的功能就是向前弯，可不能"因噎废食"! 在需要弯腰且不引发腰痛的前提下可以尝试慢慢弯腰，先屈膝再弯腰，动作放松且缓慢，切忌过急过快即可。

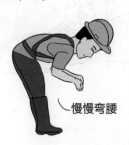

慢慢弯腰

78 扭腰时"咔咔"响，对腰椎有损害吗？

扭腰时"咔咔"响不是病，不需要过度紧张！

我们的腰椎就如同一辆跑车，用久了就会出现耗损、齿轮间润滑油不够、管道内杂物堆积等问题，在"发动"时就可能出现一些异常声响。同理，腰椎上的肌肉、关节、韧带等因缺乏保养也会在摩擦时发出响声。

单纯的"咔咔"响是身体提示我们需要定期对腰椎做保养了，其中最好的保养就是加强对腰背肌肉的锻炼！当肌肉有力了，腰椎压力就变小了。但是，当"咔咔"响伴有腰酸、腰痛等症状时，就要及时到医院进行详细诊治了。

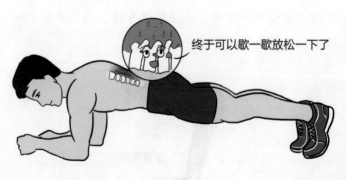

终于可以歇一歇放松一下了

79　腰椎间盘突出症会导致瘫痪吗?

　　患者在面对腰腿痛、站不直，甚至行走困难的严重病情时，常常会不可避免地担心：再这么下去我会瘫痪吗？想要回答这个问题，首先要了解腰椎的生理结构。

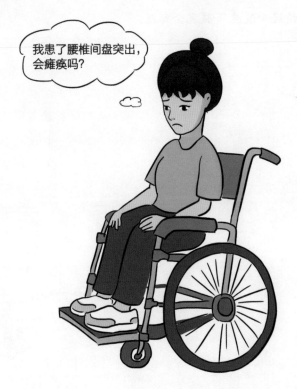

我患了腰椎间盘突出，会瘫痪吗？

人体有5节腰椎，腰椎层层叠放形成中空的柱状结构，就像一条隧道，隧道中通行的是马尾神经。倘若腰椎间盘突出压迫神经根，就像"隧洞塌方"，一旦神经受压，会出现腰痛、下肢麻木等症状。长时间的压迫可能会导致神经麻痹，局部肌肉萎缩、肌力下降，比如小腿肌肉变小、足下垂、脚趾无力等，但极少情况会发生下肢完全瘫痪。

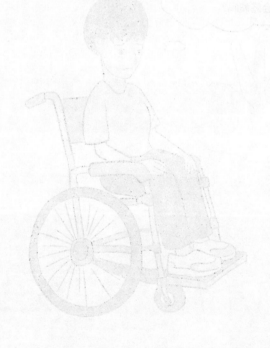

80 有腰椎间盘突出，一定要手术治疗吗?

临床上分两种情况：一种是有腰椎间盘突出，但没有相应症状；另一种是既有腰椎间盘突出，同时也有相应的症状。第一种肯定不需要做手术，但需要患者引起重视，注意腰部护理；对于第二种情况，我们建议先尝试保守治疗。保守治疗无创且副作用小，效果也可能明显；手术治疗不是首要选择，应该作为最后的保障。

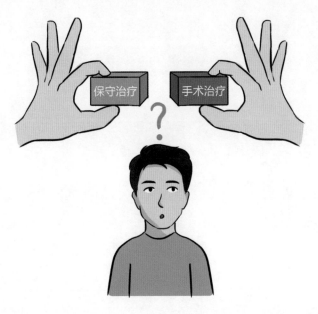

　　患腰椎间盘突出症，建议可根据实际情况先采取保守治疗。因为我们每个人都拥有自己的"守卫"——机体自我修复能力。通过多年的临床案例证实，很多患者通过保守治疗，加上适当的休养后，腰椎间盘突出症能得到明显的好转；后期再配合系统的康复锻炼，达到临床治愈都不是难事。但如若已经达到了手术指征，且保守治疗无效后，手术治疗也许就是最后的选择了。

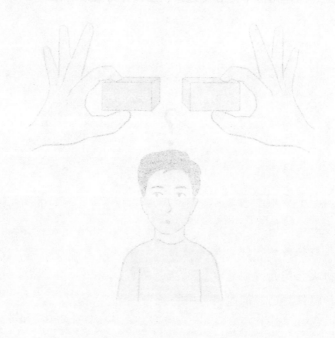

81 腰椎手术成功就无后顾之忧了吗？腰椎手术后怎么康复？

腰椎手术成功并不能让患者完全无后顾之忧！不论是何种方式的手术，都会影响腰椎的稳定性。突出的椎间盘被"拿掉"后，相邻节段的椎间盘的负荷就会加大。如果后期缺乏适当的养护、剧烈的运动或遭受冲击，都易引起症状复发。此外，手术只是摘除了突出物，对腰肌没有任何积极改善。腰椎内固定融合术更对骨性结构有较大的破坏，这种情况也容易出现术后症状的复发。同时，若患者在术后佩戴腰围时间过长，生活中缺乏对腰部核心肌群的锻炼，或者进行剧烈跑跳运动都会对脊柱形成震动和冲击，导致起缓冲作用的腰椎间盘承载过大压力，也容易导致复发。

腰椎术后，应当分周期锻炼康复。

术后第一周：锻炼直腿抬高。动作：患者平躺在床上，腿伸直，将单侧腿使劲往高抬，抬到40°～50°，然后换另一侧腿，交替进行。这个动作要循序渐进，初次抬高角度以患者能够耐受为准，不要勉强自己。抬腿保持的时间越长越好，以身体舒适情况为准。

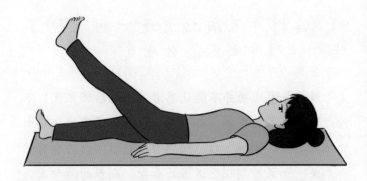

术后2周至3个月：可以做一做趴在床上的后腿抬高。动作：患者跪趴在床上或垫子上，双手和双膝支撑，头身为一条轴线，收下巴，膝与肩同宽，手与肩同宽；缓慢抬升一侧下肢，保持平衡5秒；交换另一侧肢体，反复交替锻炼。

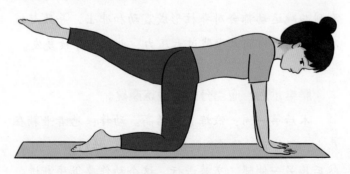

术后3个月：可以做五点支撑以及一些负重的运动。动作：仰卧于垫上，屈双膝，将双足置于垫上，

以头部、双肘尖、双足作为5个支撑点。抬起骨盆和下背部，同时收紧腹部和臀部，使身体与大腿面保持一条直线。在整个过程中不要挺腰撅臀，要使整个后背部和腿部同时发力。

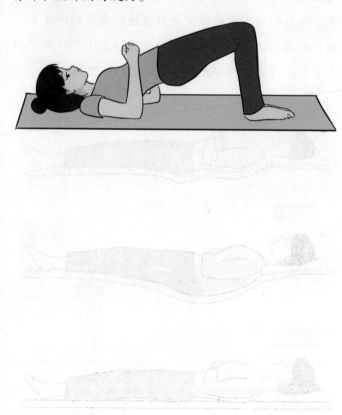

82 长期睡沙发对腰椎好不好?

有些小伙伴习惯在沙发上看电视,看累了便在沙发上睡一夜;或者喜欢窝在沙发上,一窝就是一整天。当我们感到疲倦时,会习惯性往柔软的沙发上一躺,但却忽略了,长期睡在过软的沙发上,特别是懒人沙发,对脊柱伤害大,易引发颈部、腰部疾病。

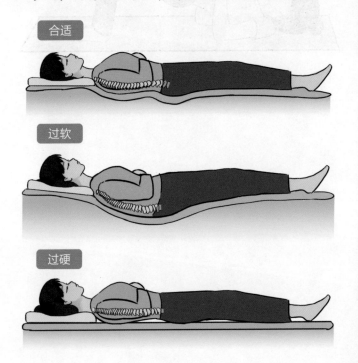

一方面，由于沙发材质过于柔软，人躺在上面时，脊柱便失去了正常的生理弯曲，身体中段下陷，身体上部肌肉松弛，下部肌肉被拉紧，容易造成肌肉酸痛和骨质流失加快，严重影响脊柱的健康。

另一方面，由于沙发空间过于狭小，影响身体姿势的变换，使身体长时间处在一个固定的状态，容易导致身体僵硬、睡眠质量下降。

所以，长期睡沙发对脊柱并不友好，可以睡房间就绝不当"厅长"！

83 骨质疏松症对腰痛有影响吗?

骨质疏松症是中老年人常患的一种疾病,有些人莫名其妙地出现腰酸背疼或四肢疼痛,也许轻微地摔一跤、咳嗽几下就骨折了。骨质疏松症又被称为"沉默的杀手"。

由于骨质疏松症起病隐匿,早期无明显症状,若不引起重视则容易出现严重的脆性骨折。50%以上的骨质疏松症患者会出现疼痛的症状。因为腰椎和髋部最早发生骨质疏松,所以很多骨质疏松患者一开始就表现为腰酸背痛。

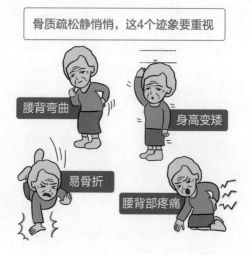

骨质疏松静悄悄,这4个迹象要重视

腰背弯曲

身高变矮

易骨折

腰背部疼痛

84 腰椎向前滑脱应该怎么锻炼？

腰椎的排列就像叠砖头，一块接着一块整齐排列。而腰椎向前滑脱就是其中一块砖头移动了，向肚子的方向突出去了。那应该怎么办呢？这时候，我们可以利用肚子的力量把他"顶回去"——抱膝滚动。

动作很简单：膝盖屈曲，双手抱住膝盖，以臀部为支点前后滚动，这样可以增加腹压，将向前的腰椎"推"回去。每天锻炼10～15分钟为宜。但是，如果有合并腰椎间盘突出或者腰椎向后滑脱的朋友不宜做这个动作，因此，建议大家在专科明确诊断后再进行锻炼。

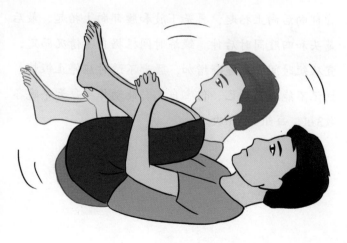

85 腰椎反弓应该怎么锻炼?

正常的腰椎像一个开口向后的"C"形。当久坐或腰椎长期姿势不当后,腰椎曲度会逐渐变直,甚至反弓成"倒C"形,这就是"腰椎反弓"。此时,除了注意纠正不良姿势外,还可以在睡前,用一个较硬的圆枕垫在腰下,去枕平卧20~30分钟,配合做飞燕功或拱桥功等锻炼来改变。锻炼过程要量力而行,慢慢加长时间和训练难度,才能达到最佳锻炼效果。

(1)飞燕功怎么做呢?

身体俯卧趴在床或瑜伽垫上,首先将头、上肢和背部向后向上抬起,再是下肢和腰部向上抬起,最后是头和四肢同时后伸。锻炼时间根据自身情况而定,宜从短时间开始逐渐增加,腰部不适时应停止锻炼,切记不能勉强自己、伤害自己。此动作可每天早晚各做3组,每组5~10次。

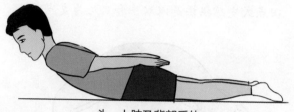

头、上肢及背部后伸

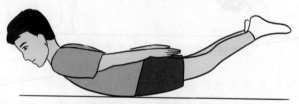

下肢及腰部后伸后，整个身体呈后伸

（2）拱桥功怎么做？

　　身体仰卧在瑜伽垫或床上，利用腰腹部力量把腰背部挺起。拱桥功分为三点式、四点式和五点式支撑拱桥。三点式支撑拱桥，是以头和双足为支点。

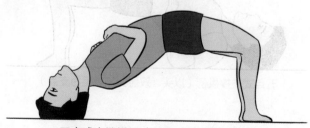

三点式支撑拱桥（以头和双足为支点）

四点式支撑拱桥是以双手和双足为支点。

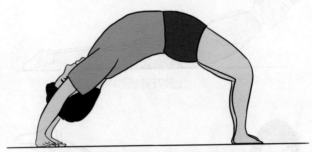

四点式支撑拱桥（以双手和双足为支点）

而五点式支撑拱桥则是以头、双肘尖和双足为支点。注意锻炼时均要将腹部核心肌群收紧，以腰背部核心力量将整个腰背部拱起成桥状，而不是各个支点发力。难易程度以五点式最易，三点式及四点式较难，建议大家最好循序渐进。

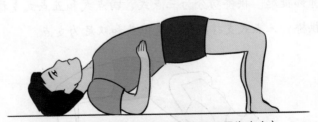

五点式支撑拱桥（以头、双肘尖和双足为支点）

86 容易患腰痛，如何倒走锻炼来预防?

对于办公室一族来说，腰部特别容易酸痛不适，下班想运动一下，但又苦于没有过多的时间或精力。怎么办呢? 其实，有一项简单的运动，我们几乎每天都在进行，只需要微调动作，就能达到很好的防治腰痛的效果，那就是——倒走。

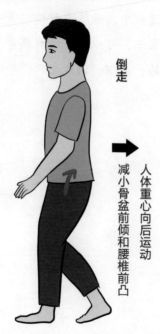

倒走

人体重心向后运动

减小骨盆前倾和腰椎前凸

倒走时，我们整个脊柱背后的肌肉都会绷紧、挺直。倒走有利于腰肌锻炼、恢复腰椎曲度，特别适合办公室一族。倒走锻炼虽然听起来简单，但是其中也有不少注意事项。最需要注意的是，有颈椎或腰椎体向前滑脱的患者，不适合倒走。

如何倒走？

第一，要选择平坦、不光滑且安全的路面；第二，向后走的过程中，身体要放松，并要随时留意身后路面情况；第三，可以适当动肩摆臂甩手，尽可能使全身得到锻炼；第四，倒走也应循序渐进，要慢慢增加运动量。

87　腰痛的人适合骑自行车吗?

　　腰痛是否适合骑自行车要根据引发腰痛的原因而定。有种腰痛是腰椎管狭窄导致的。这类腰痛可能在坐着、躺着休息以及弯腰的时候是不痛的,但在腰部后仰或者走路时,腰和腿就开始痛了。这是因为弯腰时我们的腰椎管是略有增大的,就减少了对神经血管的压迫刺激,而在走路或腰部后仰的时候结果就是相反的。我们在骑车时腰部是呈自然弯曲的,椎管也是略有增大的,所以这类患者进行骑车锻炼一般是不会引发腰痛的!

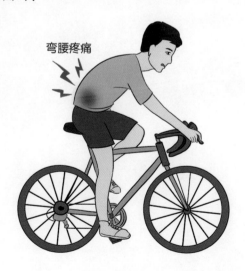

弯腰疼痛

但有些患者是因为腰肌劳损、腰椎关节紊乱或腰椎间盘突出导致的腰痛。这类患者弯腰时会牵拉腰背肌或压迫神经产生疼痛，那我们在骑行的时候应该适当调高把手来改善腰部弯曲的状态。如果调高了把手后骑车还是有腰痛的话，就不建议骑自行车了。

88 "板状腰"是怎么回事?

"板状腰"顾名思义,指的是腰部的肌肉硬得像木板,腰缺少柔韧性、不能自由弯曲且活动受限,腰痛发作的时候,几乎弯不了腰,更有甚者在床上翻身都困难。"板状腰"出现的首要原因是腰方肌劳损,这也是最容易被忽略的肌肉之一。腰方肌位于脊柱两侧,就像脊柱两侧的支点,类似房屋的柱子,在稳定腰椎及维持脊柱左右的平衡方面发挥主要作用。当腰方肌劳损时,其主要表现为严重的腰背痛,也就是"板状腰",这种疼痛导致患者无法在床上翻身,无法承受站立或行走带来的痛苦,限制向前弯腰等行为。

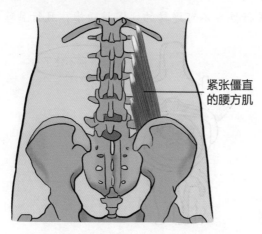

紧张僵直
的腰方肌

89 腰椎退行性病变，为何30岁的我就有60岁的腰？

腰椎检查报告单上常常可以看到这个描述"腰椎退行性变"，很多年轻人不禁会产生疑问：我还这么年轻，腰怎么未老先衰呢？

腰椎退行性变指的就是腰椎老化、退化的自然过程。其实每个人都会经历腰椎退行性改变的过程，老年人出现的是生理性衰老导致的退化，而年轻人则是不知不觉在过度活动、久坐、超负荷的承载或本身骨骼结构有畸形的情况下，出现慢性劳损从而加速了其退变过程。值得注意的是，腰椎退行性变一旦发生，就是进行性且不可逆转的。保护腰椎，且行且珍惜。

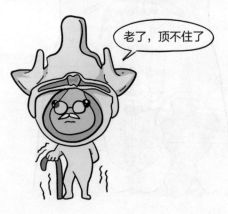

老了，顶不住了

90 月经期腰酸，可以做推拿吗?

很多女性在月经期常常出现腰酸背痛，首先要考虑有没有妇科疾病，比如盆腔炎、子宫内膜炎等，这些疾病需要去专科诊疗。

如果是单纯的经期腰酸怎么办?

女性经期来临，切记不可捶打腰背，避免因力量过大而导致腰酸背痛加重。但可以用两手掌轻柔地摩擦和按揉腰部，起到缓解疼痛的作用。

对于体质虚弱、月经量大的女性，可以在月经来临前或月经结束3天后再做推拿，手法要轻柔，可以预防或改善因经期导致的腰酸不适。

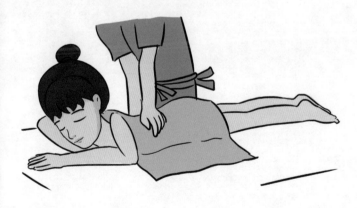

承上启下，骨盆稳才是真的稳

五

骨盆篇

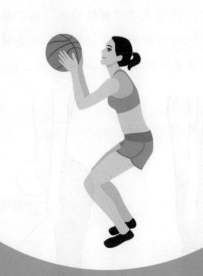

91 骨盆前倾或后倾是怎么回事?

一些人走路和站立时,总是臀部向后翘,肚子却向前挺,即使腹部没有多余脂肪,看上去却像怀孕三四个月的孕态,这很有可能是发生骨盆前倾了!骨盆前倾就是骨盆向前倾斜,这样的体态多见于孕妇、爱穿高跟鞋的女性、有啤酒肚的男性等人群。

由于身体重心被拉向前方,但是走路时不可能弯着腰,为了保持平衡,我们的身体动用腰部力量将身体拉回来。这就形成了"前挺后撅"的"伪翘臀"姿态。当腰部肌肉长时间处于这种紧张状态时,则容易诱发腰肌劳损导致腰痛不适。

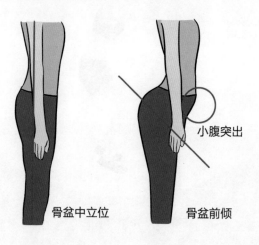

小腹突出

骨盆中立位   骨盆前倾

　　与此相对应的，还有骨盆后倾。如何理解这种状态呢？举一个最直观的例子：将我们的骨盆比作一个装满水的盆，骨盆正位时盆和水都安然无恙，但是当骨盆处于前后倾斜时盆里的水会倾倒出来，骨盆往后倾斜时就是骨盆后倾。

　　大部分骨盆后倾都是由于生活习惯不良造成的，如久坐、半坐半躺、运动方式不当等。骨盆后倾形成后腰椎和下胸椎会产生变直代偿、头部前倾、侧面体态形成含胸驼背、顶胯、臀部下垂的表现。

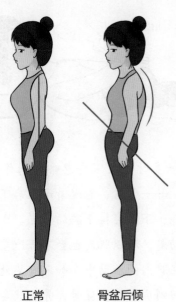

正常　　　　骨盆后倾

92 夜半腿疼难忍，竟是骨盆作怪！

生活中，经常有人说腰痛、腿麻，症状在晚上平卧时不仅没减轻，反而加重，甚至越睡越难受，需要起床活动才能缓解；侧卧时身体一侧会出现疼痛不适；平卧时无法伸直双腿；走路时总是感觉双脚不等长，不能直线行走；站着弯腰受限，坐着弯腰却正常。

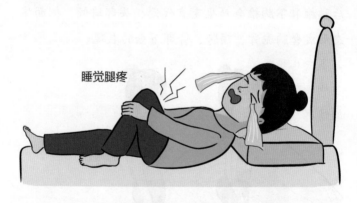

睡觉腿疼

其实，很多时候大家会忽略掉人体非常重要的"交通枢纽"——骨盆，它起着承上启下的作用，上为脊柱的底座，下为连接下肢的节点。由于身体随时随地都在活动着，所以肌肉也会不停地重复收缩、放松的动作。在肌肉的活动中，如果有某处发生问题使得骨盆无法回到原本的位置时，骨盆就会呈现硬化状态，也就是所谓的"骨盆倾斜"。

　　腰腿疼常常容易和腰部疾病混淆。当腰椎间盘突出症或者椎间盘病变患者站立或坐着的时候，椎间盘承受着身体自身的重量，这时压力增大，病变的椎间盘对周围神经的刺激和压迫就会增加。所以导致越走越痛苦，越坐越难受，越站越不舒服；而平躺时由于椎间盘受到的压力降低，症状自然也就减轻了。

　　而骨盆旋移症患者就恰恰相反，越躺越加重，越走越舒服，因为走路时骨盆的体位是动态性变换的，故不会出现疼痛。而平躺时由于骨盆不对称，导致骨盆周围软组织张力也不对称，则会出现越躺越不舒服的情况。

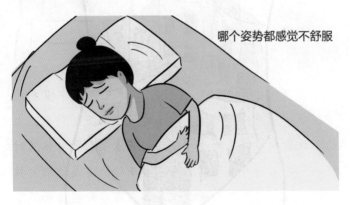

哪个姿势都感觉不舒服

93 女性痛经也与骨盆错位有关吗?

　　骨盆就像是一栋房子的骨架,骨架歪了或变形了,住在里面一定不舒服。同样的,子宫、卵巢如果被挤在扭曲的骨盆里,当然也不舒服,而且还有泌尿器官、消化器官也都住在这个地方,只要其中一个器官受到挤压,其他的器官一定会受到影响,进而生理期不顺,如内分泌失调、肠蠕动迟缓、尿频等症状都会逐渐出现。

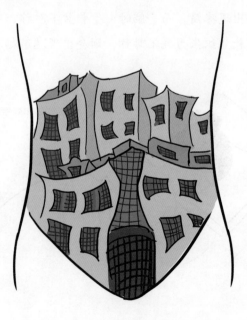

久而久之，扭曲的骨盆会使子宫和卵巢受到压迫，这两个器官的功能就变得很脆弱，所以只要生理期一来，骨盆周围就会充血，经血无法顺利排出而淤阻腹膜，引起强烈的疼痛感，就会出现痛经。所以，有继发性痛经的女性，如长期治疗无法好转，那可能是骨盆出了问题，请及时治疗，并好好保养您的骨盆哦！

94 站着弯腰痛，坐着弯腰却不痛，怎么回事？

腰椎间盘突出症、腰椎滑脱等与椎体相关的腰痛，往往表现为站立时疼痛明显，甚至出现"走着走着就瘸了"的症状，而卧床后疼痛减轻。这是由于直立位时，人体重量会加重神经根的充血程度和脊髓血管的扩张，同时也加重了病变对周围神经的刺激。

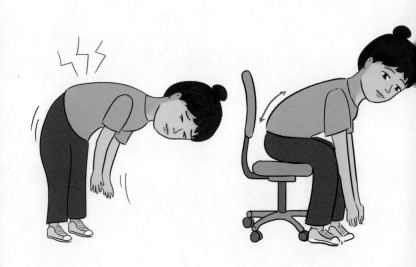

但就腰部而言，不论是站着弯腰还是坐着弯腰，腰椎都进行着相同的屈伸活动，不会因为站着或者坐着而影响活动范围。站着的时候，骨盆容易发生旋移或者不稳定，弯腰时由于骨盆张力不对称，骨盆发生旋移，易产生疼痛。但坐着的时候，骨盆是相对稳定的，此时弯腰，腰部并没有受到来自骨盆的异常张力而产生疼痛。因此，如果站着弯腰痛，坐着弯腰却不痛，可以判断这是骨盆出了问题。

95 腰骶部反复疼痛，怎么回事？

不少人摔倒后，去医院拍片子检查，显示没有骨折，但腰骶部一直酸痛不适。并且在久坐久站后，腰痛更加明显，经过缓慢活动后症状可以减轻，这可能是骶髂关节错位。这是在临床上常容易被忽视的一个病症。因为这个病常好发于青壮年妇女，尤其是产妇，常因其产后骨盆周围韧带松弛所致。还有一个常见原因就是损伤，如摔倒、扭伤，或遭受猛烈撞击，或因长期弯腰工作，久而久之，骶髂关节就容易出现损伤。除了治疗外，有效的锻炼和预防也尤为重要。

（1）平板支撑

锻炼要点：每组20秒，每次3组，之后逐步增加时间和次数。

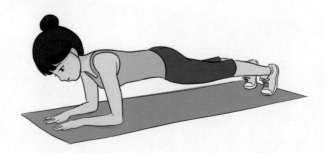

（2）死虫式

锻炼要点：全程腰部不要离开地面，保持核心收紧，双侧交替进行，动作缓慢进行。

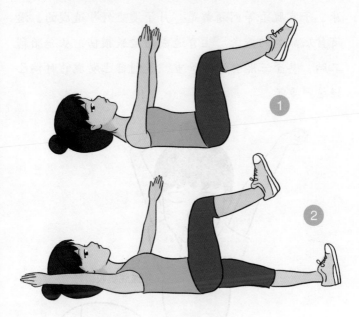

96 产后骨盆需要修复吗?

很多人受传统坐月子的影响,认为产后出现的漏尿、子宫脱垂等问题都是"月子没坐好"造成的,没有盆底康复的概念。生育造成的盆底损伤,从一胎到二胎,甚至三胎会逐渐加重,等到自己发现的时候已经很严重了。

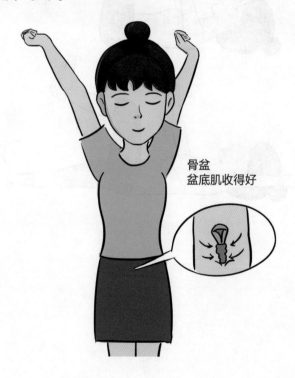

骨盆
盆底肌收得好

　　女性盆底功能障碍可能算不上什么大病。它不像心脑血管疾病那样，危险突然来袭让你猝不及防；也不会像癌症那样，发展到有一天让你痛不欲生。但长时间的尿失禁并产生异味会让女性在心理上产生自卑感，甚至出现"孤独症""社交癌"。

　　因此，重视盆底功能检查和及早进行盆底康复是每位新妈妈明智的选择。早期一旦发现盆底功能异常，就要尽早治疗，才能尽快恢复盆底肌肉的结构和功能。

97 打喷嚏漏尿怎么办？

产后妈妈们经常有苦难言：咳嗽、打喷嚏、大笑居然会碰上漏尿的尴尬场面。这是因为盆底肌过于松弛。水龙头阀门松了会漏水，盆底肌松了便容易漏尿。它不但容易引起泌尿生殖道感染，还易导致抑郁、焦虑等心理问题。

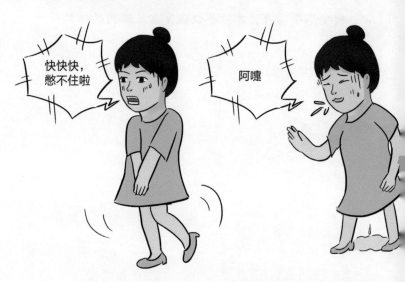

盆底肌松弛不可怕，可以通过凯格尔运动（骨盆运动）来改善。具体方法：训练前先排空小便，然后吸气，吸气时收紧盆底肌群；呼气时放松，将盆底肌

轻柔地放下来；10次为1组；每天应坚持3～4组。在
训练过程中保持正常呼吸节奏，避免憋气。

吸气

呼气

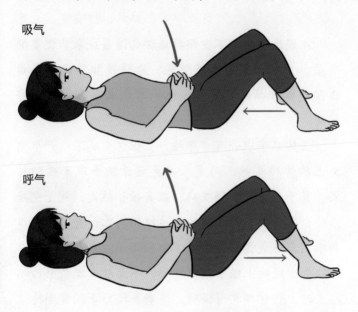

98 强直性脊柱炎是怎么回事？该怎么防治？

在娱乐圈里，不少演技爆棚的演员或歌声优美的明星，为什么总是哈着腰呢？也许是扭腰受限或是正遭受腰背痛的折磨……他们可能都患有强直性脊柱炎。

虽然名字中带有"脊柱"，但这个病不是严格意义上的骨科疾病，而是人体免疫系统出现紊乱的结果，属于风湿免疫科疾病。强直性脊柱炎，就是免疫系统出现误判，将正常的人体组织，比如脊椎的椎体和椎间盘当成需要清除的"坏东西"。在患病早期，可能会出现晚上经常腰背疼痛，早上起来或久坐后站起来时，腰背部觉得僵硬，逐渐表现为下腰背部持续疼痛或僵硬，可有半夜痛醒、翻身困难，晨起或久坐后起立时下腰部僵硬明显，但活动后可缓解，到了后期，关节融合在一起且失去活动性，导致弯腰驼背，最后，整个身体处于"折叠"的状态。

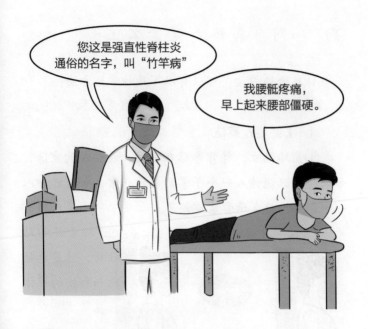

　　锻炼，是强直性脊柱炎的"良药"，其可以帮助增强体质，远离强直性脊柱炎。想要避免强直性脊柱炎的发生，首先建议避免长时间维持一种姿势不动，比如久坐，若要长时间坐着时，至少每小时要起来活动10分钟。其次在寒冷天气时做好保暖工作，不能"要风度不要温度"。此外，平时睡觉时最好采用平躺姿势，同时避免睡在太软的床上。

99 如何自我检查骨盆不正?

自我检查骨盆,可以有以下几种常见方法:

(1)站姿观察法

①靠墙站立。臀背部贴在墙面,看腰部的空隙,如果腰部只能伸入一个手掌则表示正常,如果能伸入一个拳头,就表示骨盆前倾了。

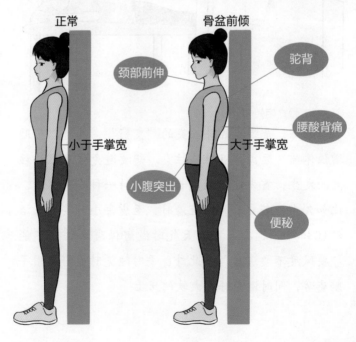

正常　　　　　　骨盆前倾

颈部前伸

驼背

腰酸背痛

小于手掌宽　　大于手掌宽

小腹突出

便秘

②站姿观察。可以不用靠墙，双脚打开与肩同宽，双手自然垂放，露出胯部与腹部，观察两侧胯部高度是否在同一水平线上、手臂与腰线之间的空隙是否一致（当然，可以找人帮助观察或自己对照镜子）。

③骨盆观察。

a.观察腰线弧度是否一致（胸围到臀围，看左右弧度是否一致）。

b.观察臀部两侧的肌肉是否一样多，肌肉紧张程度是否一致（内裤到臀部的肌肉，紧张程度是否一致）。

c.观察臀线是否一样高。

骨盆旋转

腰线弧度

臀线高度

（2）脚部"V"字观察法

①以坐姿的方式面对一个全身镜，双腿伸直且并拢，这时注意全身镜中的双脚，所形成的角度是否约30°，成为一个标准的字母"V"。

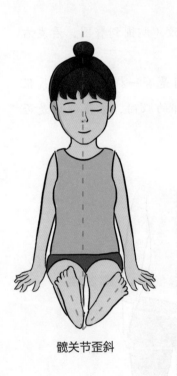

髋关节歪斜

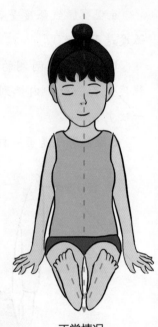

正常情况

②可以换成仰卧，身体放松，同样观察脚部，观察在自然放松状态下，角度是否一样。

若角度不一样，就是有问题了。

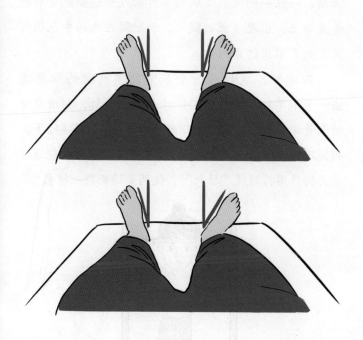

100 骨盆不正（长短腿）怎么锻炼？

两侧腰部肌肉就像两个皮筋一样牵动着两侧下肢活动，一旦一侧皮筋（肌肉）过紧或者过松就会引起骨盆不正，出现"长短腿"。长短腿在生活中也很常见，大家不用过分担心。

在这里，我推荐一个非常简单有效的锻炼方法——吊单杠。操作方式：双手抓住单杠，利用自身的重量牵拉腰椎，然后向下蹬腿。其中，长腿蹬2下，短腿蹬3～5下，最后双腿同时下蹬2下。这样就能通过重力的作用将短腿"拉长"，使两条腿变得一样长。

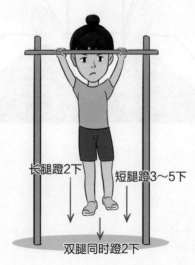

长腿蹬2下　　　短腿蹬3～5下

双腿同时蹬2下